Wilkister Nakami
Victor Tsuma
Henry Mutembei

Determinação da progesterona no sangue por imunoensaio de fluxo lateral em vacas leiteiras

Wilkister Nakami
Victor Tsuma
Henry Mutembei

Determinação da progesterona no sangue por imunoensaio de fluxo lateral em vacas leiteiras

ScienciaScripts

Imprint

Any brand names and product names mentioned in this book are subject to trademark, brand or patent protection and are trademarks or registered trademarks of their respective holders. The use of brand names, product names, common names, trade names, product descriptions etc. even without a particular marking in this work is in no way to be construed to mean that such names may be regarded as unrestricted in respect of trademark and brand protection legislation and could thus be used by anyone.

Cover image: www.ingimage.com

This book is a translation from the original published under ISBN 978-620-2-05685-4.

Publisher:
Sciencia Scripts
is a trademark of
Dodo Books Indian Ocean Ltd. and OmniScriptum S.R.L publishing group

120 High Road, East Finchley, London, N2 9ED, United Kingdom
Str. Armeneasca 28/1, office 1, Chisinau MD-2012, Republic of Moldova, Europe
Printed at: see last page
ISBN: 978-620-7-98937-9

Índice:

DETERMINAÇÃO DA PROGESTERONA NO SANGUE POR IMUNOENSAIO DE FLUXO LATERAL
PARA A AVALIAÇÃO DO ESTADO REPRODUTIVO DOS BOVINOS LEITEIROS NO QUÉNIA.

Dr. Wilkister Nakami Nabulindo (BVM, UoN)
Prof. Victor Tsuma
Prof. Henry Mutembei
Dr. John Muthee

DEDICAÇÃO

À família: a mãe, o pai, os irmãos e Maurice Karani, que sempre foram uma inspiração.
Aos meus amigos: Grace, António, Yvonne, Lydia e Patrick.

RECONHECIMENTO

Agradeço a Deus celestial por me ter dado a sabedoria e a força para levar a cabo este trabalho.

Prof. Victor Tsuma, Prof. Henry Mutembei e Dr. John Muthee pela sua orientação, conselhos sólidos e encorajamento em todas as fases do meu trabalho. A sua excelente supervisão, críticas construtivas e comentários desde a conceção inicial do estudo até ao fim deste trabalho são muito apreciados.

Agradeço a bolsa de estudos da Universidade de Nairobi, através da Faculdade de Medicina Veterinária da Universidade de Nairobi, que me permitiu pagar as despesas de subsistência enquanto prosseguia os meus estudos.

Os meus sinceros agradecimentos aos Drs. Kipyegon Ambrose, Abuom Okumu, Ngetich Wycliffe, Dickson Machira, Maurice Karani e à Sra. Alice Kinyua por me terem ajudado na recolha e análise dos dados.

Este projeto de investigação recebeu apoio financeiro da empresa Diagnostic For All (DFA). Por conseguinte, gostaria de manifestar o meu apreço à empresa DFA e ao seu secretariado.

Agradeço também ao pessoal da exploração veterinária da Universidade de Nairobi pelo seu apoio durante a recolha de dados na exploração.

Agradecemos a todos os inquiridos pelo seu apoio e disponibilidade para fornecer as informações solicitadas. Agradece-se igualmente a todas as pessoas que possam ter ajudado de qualquer outra forma. Asanteni sana wote!

RESUMO

O sector da pecuária no Quénia contribui com cerca de 10% do Produto Interno Bruto (PIB), sendo o subsector dos lacticínios responsável por 4%. Oitenta por cento desta contribuição provém de pequenos produtores de leite, atualmente confrontados com uma baixa eficiência reprodutiva causada por uma deteção deficiente do cio, uma determinação tardia de uma inseminação artificial (IA) mal sucedida e um intervalo entre o parto e a conceção abaixo do ideal. Os níveis sanguíneos de progesterona (P4) são um indicador válido do estado reprodutivo de um animal. O presente estudo procurou documentar os níveis de P4 que poderiam ser utilizados para determinar a fase de estro das vacas, de modo a permitir uma ação corretiva imediata nos casos em que a inseminação artificial não foi bem sucedida, a fim de otimizar a eficiência reprodutiva.

Os níveis de P4 foram determinados utilizando o ensaio imunoenzimático de fluxo lateral (LFIA) e também foram avaliados os conhecimentos, atitudes e práticas de vários intervenientes na indústria leiteira sobre a utilização de P4 como ferramenta de gestão reprodutiva.

Foi colhido sangue de 46 animais para estabelecer os perfis de P4 nas várias fases do ciclo reprodutivo, utilizando o ensaio de imunoabsorção enzimática (ELISA). Posteriormente, os níveis de P4 analisados por LFIA e ELISA no sangue de 100 bovinos leiteiros foram comparados para determinar o grau de concordância. Foram administrados questionários a vários intervenientes na indústria leiteira para determinar os seus conhecimentos, atitudes e práticas sobre a utilização da P4 como ferramenta de gestão reprodutiva. No presente estudo, foram entrevistados profissionais de saúde animal (n=127) e produtores de leite (n=25). Os intervenientes na indústria do gado leiteiro tinham um conhecimento limitado do kit LFIA P4 e não o utilizavam no maneio reprodutivo do gado leiteiro.

Os perfis de P4 dos bovinos leiteiros variaram de 0,2-10ng/ml. Os animais pré-púberes e os que se encontram na fase folicular do ciclo apresentaram níveis de P4 de 0,2 a 2,8ng/ml. Animais em fase lútea não gestantes e gestantes apresentaram níveis de P4 mais elevados (p<0,05), variando entre 4 e 10ng/ml. Os escores de P4 do LFIA variaram de 1 a 2 para animais em fase pré-púbere e folicular. As pontuações foram mais elevadas (p<0,05), variando de 2,5 a 3 para os animais em fase lútea não gestante e gestante. Os níveis semi-quantitativos de P4 determinados pelo LFIA estavam altamente correlacionados (r 0,95; kappa=0,93) com os níveis quantitativos de P4 do ELISA de 0-4 ng/ml e 4-10 ng/ml, respetivamente para concentrações baixas e altas de P4. A raça, a condição corporal e o peso não influenciaram a concentração dos níveis de P4. Os níveis de progesterona, determinados por ELISA, foram mais elevados (p<0,05) nos animais em fase lútea prenhes do que nos não prenhes.

Quarenta e dois por cento dos profissionais de saúde animal (AHP) e nenhum dos produtores de leite conheciam os kits P4 para a deteção do cio, ao passo que 46% dos AHP e 4% dos produtores de leite conheciam os kits P4 para o diagnóstico de gravidez. Em geral, uma maior proporção de produtores de leite e de AHP indicou que os kits P4 seriam importantes no maneio reprodutivo e que os utilizariam no maneio reprodutivo do gado leiteiro.

Estes resultados mostram que o LFIA é um método simples, rápido e fiável para a determinação dos níveis de P4 no sangue total de bovinos e pode ser utilizado pelas partes interessadas da indústria de bovinos leiteiros para a gestão reprodutiva de bovinos leiteiros com vista a uma melhor produtividade. No entanto, é necessário sensibilizar as partes interessadas para uma melhor utilização desta ferramenta de apoio à decisão.

CAPÍTULO 1

1.0 INTRODUÇÃO

A agricultura desempenha um papel importante na economia do Quénia, contribuindo com cerca de 27% do Produto Interno Bruto (PIB). O subsector da pecuária contribui com cerca de 10% do PIB (GoK, 2012). A criação de gado leiteiro é tradicionalmente um dos principais subsectores da agricultura na região da África Oriental. No entanto, estimar a dimensão da indústria de lacticínios no Quénia é um desafio, uma vez que a maior parte do sector é informal e as estatísticas oficiais captam apenas uma pequena parte que é formal (USAID, 2008). No entanto, estima-se que a produção leiteira contribua com pelo menos 4% do PIB e apoie diretamente os meios de subsistência de cerca de um milhão de pessoas (FAO, 2011). Mais de 70% da produção leiteira do país provém do gado bovino e mais de 80% dos cerca de 4,2 milhões de bovinos leiteiros são criados por pequenos agricultores em zonas de potencial médio a elevado (GoK, 2012).

Nas últimas duas décadas, a criação de gado leiteiro em pequenas explorações ganhou força na maioria dos países da África Oriental, estimulando uma procura de animais leiteiros que é difícil de satisfazer. A produção leiteira das pequenas explorações no Quénia tem sido descrita como uma das mais bem sucedidas em África (Staal *et al.*, 2008) e outros países da região dependem do Quénia para o fornecimento de animais leiteiros de boa qualidade, mas o país não consegue satisfazer as suas próprias necessidades. Uma estratégia para acelerar a disponibilidade de animais leiteiros de alto rendimento adaptados localmente contribuiria muito para melhorar o desempenho do sector e melhorar os meios de subsistência de milhões de pessoas. Não obstante, o sector dos lacticínios no país enfrenta uma série de desafios, incluindo a quantidade e qualidade inadequadas dos alimentos, as doenças dos animais, a baixa aceitação da tecnologia e as práticas de criação ineficientes (Muia *et al.*, 2011).

A eficiência reprodutiva é a chave para alcançar a produtividade económica nas explorações leiteiras. A deteção e a interpretação correta do cio, a fertilidade ao serviço e o diagnóstico precoce da gestação são fundamentais para alcançar uma eficiência reprodutiva óptima (Posthuma-Trumpie *et al.*, 2009). O intervalo entre partos (IC) é o parâmetro normalmente utilizado para avaliar a eficiência reprodutiva nas explorações leiteiras e é composto pelo intervalo entre o parto e a conceção e pelo período de gestação (Nebel e Jobst, 1998). Uma vez que o período de gestação é fixo, o intervalo parto-conceção é a variável crítica e é influenciado pelo tempo que decorre até ao reinício da ciclicidade ovárica após o parto, pela ocorrência e deteção de cios e pela fertilidade à cobrição. A determinação exacta do cio é, por conseguinte, fundamental para a otimização da eficiência reprodutiva, especialmente quando se recorre à inseminação artificial. Para além da observação visual, podem ser utilizados vários meios auxiliares de deteção de cio, como pedómetros, teasers, marcadores de bola no queixo, entre outros, para aumentar a precisão da deteção de cio nas explorações leiteiras (Dalton, 2011). No entanto, a maioria destes aparelhos pode não ser prática em sistemas de produção leiteira de pequena dimensão, para além de serem inacessíveis para os agricultores com poucos recursos. Para além da observação dos sinais de cio, o momento adequado da IA é outro fator crítico para a determinação da fertilidade na cobrição e é determinado pela data em que se confirma que o animal foi visto em cio. Além disso, a determinação atempada do resultado de uma IA antes do próximo cio esperado permitiria apoiar a tomada de decisões para medidas corretivas destinadas a melhorar o desempenho reprodutivo e, consequentemente, atingir o IC recomendado de 12-13 meses. Para otimizar a eficiência reprodutiva, é, pois, necessário um método rápido, fácil e acessível de avaliação atempada do estado reprodutivo das vacas.

Os níveis de progesterona têm sido utilizados para indicar as várias fases do ciclo reprodutivo em bovinos leiteiros (Nebel *et al.*, 1987). Vários métodos, tais como os radioimunoensaios (RIA), os imunoensaios enzimáticos (EIA) e os ensaios de quimioluminescência, têm sido utilizados para determinar a P4 no sangue e/ou no leite, para indicar a fase do estro e também o estado de gestação em bovinos. No entanto, estes métodos têm limitações que vão desde a necessidade de instalações laboratoriais, são morosos, dispendiosos e talvez perigosos (Posthuma-Trumpie *et al.*, 2009). Os ensaios imunoenzimáticos de fluxo lateral (LFIA) são atualmente utilizados para testes qualitativos, semi-quantitativos e quantitativos em ambientes com poucos recursos ou não laboratoriais, semelhantes aos encontrados nos sistemas leiteiros de pequenos produtores no Quénia. Os ensaios têm sido utilizados para testar agentes patogénicos, fármacos, metabolitos e hormonas e foram concebidos para utilização única no local de prestação de cuidados, ou seja, fora do laboratório. Os LFIAs são fáceis de utilizar, os resultados são obtidos em poucos minutos e a sensibilidade e especificidade dos testes são elevadas (Posthuma-Trumpie *et al.*, 2009). Em gado leiteiro, os LFIA têm sido utilizados para detetar P4 no leite para determinar o cio e a gravidez (Waldmann e Raud, 2016; Samsonova *et al.*, 2015). No entanto, há escassez de dados sobre a utilização de LFIA para a determinação de P4 no sangue total em bovinos e também no ponto de atendimento para apoio à decisão no manejo reprodutivo de bovinos leiteiros. A utilização do leite para a determinação da P4 pode ser limitativa, uma vez que só podem ser utilizados animais em lactação, ao passo que o sangue total permitiria a avaliação mesmo de animais não lactantes.

Este estudo procurou, portanto, caraterizar os perfis sanguíneos de P4 do gado leiteiro no Quénia, avaliar a eficiência do LFIA na deteção de P4 no sangue total do gado e determinar o conhecimento, a atitude e as práticas (KAP) das partes interessadas da indústria leiteira na utilização de P4 na gestão reprodutiva das vacas leiteiras.

1.1 OBJECTIVOS

1.1.1 Objetivo geral

Utilizar os níveis de progesterona no maneio reprodutivo de bovinos leiteiros para melhorar a produtividade.

1.1.2 Objectivos específicos

1. Determinar os perfis de progesterona no sangue do gado leiteiro no Quénia.

2. Avaliar a eficácia do ensaio imunoenzimático de fluxo lateral na deteção de progesterona no sangue total de bovinos leiteiros.

3. Avaliar os conhecimentos, as atitudes e as práticas das partes interessadas da indústria leiteira no que respeita à utilização de kits de teste de progesterona para a gestão reprodutiva de vacas leiteiras no Quénia.

CAPÍTULO 2

2.1 REVISÃO DA LITERATURA

2.2 O SECTOR DOS LACTICÍNIOS NO QUÉNIA

2.2.1 Antecedentes históricos

[th]A criação comercial de gado leiteiro no Quénia foi iniciada no princípio do século XX pelos colonos brancos que importaram o rebanho reprodutor de gado leiteiro da Europa (Ngigi, 2004). Os quenianos indígenas não foram autorizados a praticar a produção comercial de leite até 1954, quando o plano Swynnerton lhes atribuiu uma quota de produção (Wakhungu, 2001). Após a independência, procedeu-se a uma rápida subdivisão das terras e à transferência de gado leiteiro dos colonos brancos para os pequenos agricultores, o que levou a um rápido declínio das grandes explorações (MOL&FD, 2006). O governo pós-independência estabeleceu políticas favoráveis que subsidiavam os serviços de insumos para a saúde animal, a produção e a criação de animais, a fim de incentivar a produção leiteira dos pequenos produtores (MOL&FD, 2006). Este apoio governamental deslocou a produção da grande escala para a pequena escala (Muriuki *et al.*, 2004; Owen *et al.*, 2005). Atualmente, os pequenos agricultores contribuem com 80% da produção leiteira no Quénia.

2.2.2 Contribuição do subsector da pecuária e da indústria de lacticínios para a economia do Quénia.

O subsector da pecuária representa cerca de 10% de todo o PIB e cerca de 42% do PIB agrícola (UNEP, 2014). Também fornece as necessidades internas de carne, leite, produtos lácteos e outros produtos pecuários, representando cerca de 30% do total de produtos agrícolas comercializados (GoK, 2012). O Quénia tem cerca de um milhão de pequenos produtores de leite que detêm 80% dos 6,7 milhões de bovinos leiteiros e produzem uma estimativa de 5 mil milhões de litros de leite por ano. Para além de fornecer leite para consumo, melhorando assim o estado nutricional dos agregados familiares, estima-se que a empresa leiteira rende aos agricultores mais de cem mil milhões de xelins por ano com a venda de leite, além de dar emprego a mais de 350.000 pessoas a nível das explorações agrícolas e mais de 400.000 pessoas no sector informal e perto de 50.000 pessoas no sector formal de comercialização. A verdadeira contribuição do subsector para a economia é provavelmente ainda maior se o abate não registado e o consumo doméstico forem tidos em conta (GoK, 2012). Estimar o tamanho da indústria de laticínios, no entanto, é um desafio, uma vez que a maior parte do sector é informal, e as estatísticas oficiais capturam apenas uma pequena parte que é formal (Thorpe *et al.*, 2000; USAID, 2008).

O Quénia tem uma das maiores indústrias de lacticínios da região da África Subsariana. De acordo com um inquérito realizado pelo Smallholder Dairy Project, existiam no Quénia 6,7 milhões de bovinos leiteiros. A indústria dos lacticínios é o único e maior subsector agrícola do Quénia e contribui para mais de 15% do PIB agrícola e 4% do PIB total (FAO, 2011).

As raças bovinas do Quénia variam entre raças locais, cruzamentos com raças exóticas e raças exóticas puras. As raças leiteiras exóticas incluem a Holstein-Frísia, a Ayrshire, a Jersey e a Guernsey. As raças autóctones *Bos indicus* incluem: Boran e Pequeno Zebu da África Oriental (Bebe *et al.*, 2003; Lanyasunya *et al.*, 2006). As raças leiteiras exóticas de alta produção são preferidas em sistemas de pastagem zero, enquanto as raças cruzadas dominam os efectivos de pastagem livre (Lanyasunya *et al.*, 2006). As raças de gado são mantidas por várias razões: produção de leite, produção de carne, produção de estrume e geração de rendimentos. Outras razões incluem: tração animal, reprodução/criação, símbolo de riqueza, segurança, pagamento de dote, emprego, prestígio e como escudo contra a inflação (Mwacharo e Drucker, 2005; Murage e Ilatsia, 2011). A produção leiteira está concentrada em áreas de potencial médio a elevado no Quénia, 48% na antiga província de Rift Valley, 30% na província Central, 15% na província de Nyanza, 4% na província Oriental e 3% na província Ocidental (MOL&FD, 2006).

A produção leiteira das pequenas explorações é responsável por cerca de 80% da produção total de leite de 2 a 3 vacas em 1-2,5 hectares de terra e apoia cerca de 400.000 pequenos agricultores (GoK, 2012). A produção leiteira em pequenas explorações no Quénia tem sido descrita como uma das mais bem sucedidas em África (Staal *et al.*, 2008). Apesar do desempenho plausível, a indústria de lacticínios do Quénia ainda é atormentada por vários desafios. A quantidade e qualidade inadequadas dos alimentos para animais é um dos principais desafios que os pequenos agricultores enfrentam. A alimentação dos animais depende principalmente das chuvas e das pastagens, pelo que as flutuações meteorológicas determinam a quantidade e a qualidade. A suplementação com concentrados é mínima (Techno-serve, 2008; GoK, 2010). As doenças dos animais são outro desafio. As doenças reduzem a produtividade do gado e aumentam o custo de produção. As doenças mais comuns nas explorações leiteiras incluem doenças metabólicas, mastite, claudicação e doenças transmitidas por carraças (MOL&FD, 2006). Por último, os produtores de leite do Quénia têm pouca aceitação da tecnologia e práticas de criação ineficientes.

Tecnologias como a sincronização do cio e a transferência de embriões, entre outras, não são amplamente utilizadas. Embora a IA para a criação de gado tenha sido adoptada por um número considerável de produtores de leite, as baixas taxas de deteção de cio, o momento inadequado da IA e a determinação tardia de inseminação mal sucedida são alguns dos desafios que resultam em ineficiência reprodutiva, reduzindo assim a produtividade global e a rentabilidade da criação de gado leiteiro (Muia *et al.*, 2011).

2.3 GESTÃO DA REPRODUÇÃO PARA UMA PRODUTIVIDADE ÓPTIMA.

O maneio reprodutivo é um aspeto importante da exploração leiteira que afecta a produção diária de leite de uma vaca, a produção de leite durante as diferentes lactações, o número de vitelos produzidos e a taxa de abate (Esselmont e Peeler, 1993; Esslemont *et al.*, 2001; Van-Arendonk e Liinamo, 2003). Todos estes factores influenciam os lucros obtidos pelos agricultores. A produtividade do gado leiteiro depende principalmente do seu desempenho reprodutivo. Entre os índices de desempenho reprodutivo, a idade da puberdade, a idade da primeira cobrição, as taxas de conceção e o intervalo entre partos constituem a base da produção rentável da exploração leiteira (Mukasa-Mugerwa, 1989). O nível de desempenho reprodutivo está muito abaixo do ótimo na maioria dos países (Moore e Thatcher, 2006). Estudos anteriores realizados no Quénia indicaram que a eficiência reprodutiva dos sistemas leiteiros de pequenos produtores é fraca devido a uma alimentação inadequada e de má qualidade, a períodos prolongados de anestro pós-parto, a uma fraca capacidade de deteção do cio, a técnicas de reprodução deficientes e à falta de registos de reprodução adequados (Bebe *et al.*, 2003; Owen *et al.*, 2005). É possível obter retornos económicos significativos melhorando o desempenho reprodutivo (Heuwieser e Oltenacu, 1997).

2.3.1 Medidas de desempenho reprodutivo

2.3.1.1 Idade da puberdade

Trata-se da idade em que um animal adquire a capacidade de libertar gâmetas e de manifestar sequências comportamentais sexuais completas. Os órgãos reprodutores tornam-se funcionais na fêmea. É também a altura em que ocorre o primeiro cio funcional, associado à ovulação e à formação do CL e, assim, a reprodução pode ter lugar. A puberdade está associada à maturação do hipotálamo, de modo a desencadear um aumento sequencial da libertação de GnRH e, consequentemente, uma ação sobre a hipófise para libertar LH e FSH (Short e Bellows, 1971; Curley *et al.*, 2008).

Balakrishan *et al.* (1986) definiram a puberdade em novilhas como a idade em que os níveis plasmáticos de P4 atingem 1,0 ng/ml. Outros autores sugeriram níveis de P4 de 2,0 ng/ml como critério de puberdade (Cooke e Arthington, 2009). A maioria das novilhas, especialmente *Bos taurus,* atinge a puberdade e reproduz-se satisfatoriamente com um ano de idade. No entanto, a idade da puberdade varia consoante as espécies, as raças e mesmo dentro das famílias. Os bovinos *Bos taurus* atingem a puberdade mais cedo do que os seus cruzamentos com *Bos indicus* ou os bovinos *Bos indicus* puros. Isto deve-se a factores genéticos e ambientais, incluindo a nutrição, o clima e a estação de nascimento. Estes factores afectam as taxas de crescimento das novilhas (Short e Bellows, 1971). As novilhas que são alimentadas com uma dieta rica em proteínas atingem frequentemente a puberdade mais cedo do que as que são alimentadas com uma dieta pobre em proteínas e são mais férteis depois da puberdade. A subnutrição atrasa a puberdade, no entanto, a sobrealimentação não resulta necessariamente numa puberdade mais precoce do que níveis adequados de alimentação (Wiltbank *et al.*, 1969; Billings, 2002).

Os principais factores que controlam o início da puberdade são o peso corporal e o crescimento e não a idade. Até que as novilhas atinjam um determinado peso crítico, é pouco provável que ocorra o cio (Hafez e Hafez, 2000). As raças taurinas de gado leiteiro em climas temperados atingem a puberdade a 30-40% do seu peso corporal adulto, em comparação com as novilhas Boran que atingem a puberdade a 60% do seu peso corporal adulto. As raças *Bos taurus* atingem a puberdade entre os 12-18 meses, enquanto as raças *Bos indicus* atingem a puberdade entre os 18-24 meses (McDowell *et al.*, 1976; Hafez e Hafez, 2000).

2.3.1.2 O ciclo estral dos bovinos

O ciclo estral é o período entre um cio e o seguinte. O cio ocorre, em média, a cada 18-24 dias nas fêmeas bovinas sexualmente maduras e não grávidas, quando estão receptivas a um macho. O ciclo do cio é controlado pelas hormonas reprodutivas: GnRH, LH, FSH e as hormonas gonadais estrogénio e P4. O ciclo estral divide-se em quatro fases distintas mas contínuas: proestro, estro, metestro e diestro (Dobson *et al.*, 2008). O proestro é o período entre a regressão do CL do ciclo anterior e o cio. É também o período de desenvolvimento folicular. A atividade ovárica durante o proestro é iniciada pela regressão do CL do ciclo anterior, os níveis de P4 são baixos e ocorre o crescimento do folículo ovulatório. Os estrogénios são produzidos pelas células da granulosa que formam a parede do folículo em desenvolvimento e os estrogénios elevados são responsáveis pelos sinais comportamentais do cio. O período de cio dura entre 8 e 30 horas e é o período de recetividade sexual (Dalton, 2011).

A produção contínua de estrogénio pelo folículo em desenvolvimento resulta num pico de LH e FSH que estimula a produção de mais estrogénio pelo folículo. A maturação final do óvulo e do folículo também ocorre durante o período do cio. O aumento da LH e da FSH durante o cio conduz à ovulação cerca de 10-14 horas após o fim do cio. As células da granulosa e da theca que revestem o folículo colapsado tornam-se sensíveis à LH e formam o CL, que começa a produzir P4 por volta do 4º dia após o cio. Os 3-4 dias imediatamente a seguir ao cio são designados por metestro, a que se segue o diestro. O diestro dura 12-15 dias e é o período de produção ativa de P4 pelo CL. Esta hormona é responsável pela preparação do útero para a gravidez e pela inibição da atividade do ciclo estral. O CL atinge o seu tamanho máximo 8-10 dias após a ovulação. A produção de P4 aumenta à medida que o CL cresce até atingir os níveis máximos por volta do 10º dia. Estes níveis são mantidos até ao 16º dia do ciclo. Nas vacas não gestantes, o CL é induzido a regredir pela libertação de prostaglandina F2a do útero. Por outro lado, se a vaca estiver grávida, o CL é mantido, os níveis sanguíneos de P4 permanecem elevados e o recomeço da atividade cíclica é bloqueado. Durante este período, os folículos crescem mas não ovulam (Dalton, 2011). A sincronia entre o cio, o acasalamento/inseminação e a ovulação é fundamental para o sucesso da fertilização. O óvulo só é viável por 10-12 horas após a ovulação, e os espermatozóides podem ser viáveis por até 48 horas desde a deposição no trato reprodutivo feminino. Os espermatozóides devem passar 4-6 horas no trato feminino para que ocorra a capacitação antes de serem capazes de fertilizar um óvulo. Isto explica por que razão as taxas de conceção são mais elevadas quando as vacas são inseminadas a meio ou no final do cio do que após o fim do cio (Dinskin e Sreenan, 2000).

2.3.1.3 Sinais comportamentais de cio

O melhor indicador ou o sinal primário de uma vaca ou novilha em cio é quando ela permite que outros companheiros de rebanho a montem enquanto ela permanece de pé. O animal em cio também aumenta a sua atividade física e pode montar outros animais que se encontrem nas proximidades. No entanto, apenas os animais que permanecem de pé para serem montados estão em cio (Negussie *et al.*, 2002).

Os sinais secundários de cio que um agricultor pode observar para determinar se um animal está em cio incluem uma cabeça de cauda áspera devido ao facto de ter sido montado e de ter montado outros animais. O animal pode também estar nervoso, inquieto, mugir frequentemente e pode montar ou montar outros animais. Se houver muitos animais que entrem no cio ao mesmo tempo, normalmente reúnem-se em pequenos grupos chamados grupo sexualmente ativo. O cio é fácil de detetar quando existe um grupo sexualmente ativo na manada. Outro sinal importante a observar é o corrimento de muco claro da vulva. Este corrimento pode ser espalhado no traseiro junto à cauda. O inchaço e a vermelhidão (cor rosa cereja brilhante) dos lábios da vulva também podem ser um indicador de que a vaca está em cio (Yoshida e Nakao, 2005). As vacas devem ser controladas para detetar o cio pelo menos três vezes por dia durante 30 minutos (Roelofs *et al.*, 2005).

2.3.1.4 Deteção de cio

Um dos principais factores que influenciam potencialmente as taxas de gravidez nas explorações leiteiras é a deteção de cios. A deteção de cios pode ser descrita como eficiência da deteção de cios ou como precisão da deteção de cios. A eficiência da deteção de cios é uma medida do número de vacas que se prevê que entrem em cio durante um determinado período de tempo e que efetivamente entram em cio. A exatidão da deteção de cios refere-se ao número de vacas que se pensa estarem em cio durante um determinado período de tempo e que estão realmente em cio com P4 baixo no sangue ou no leite (Heersche e Nebel, 1994). Estes dois parâmetros de deteção de cio afectam o desempenho do efetivo, tendo sido registadas perdas devido a uma deteção de cio insuficiente (Esslemont *et al.*, 2001; Dinskin e Sreenan, 2000). A eficiência da deteção de cios é obtida através da listagem de todas as vacas que se espera que estejam em cio num determinado período e, em seguida, comparando-a com as vacas encontradas em cio nos 24 dias seguintes. No final do período de 24 dias do ciclo estral, o número de vacas detectadas em cio é dividido pelo número total de vacas da lista. O valor obtido será a eficiência da deteção de cios. A precisão da deteção de cios é estimada através da análise do número de animais que regressam ao cio (18-24 dias considerados como intervalo normal), das taxas de conceção e dos níveis de P4 no sangue ou no leite (Esslemont *et al.*, 2001). As taxas de precisão mais elevadas são obtidas num sistema em que as vacas são inseminadas com base em cios permanentes e baixos níveis de P4 no sangue ou no leite (Heersche e Nebel, 1994).

A melhoria da deteção do cio pode ter grandes benefícios económicos. Um desses benefícios é a redução do número de abates reprodutivos devido à incapacidade de conceber de vacas inférteis e reprodutoras repetidas (Senger, 1994; Walker *et al.*, 1996). A fraca eficiência na deteção de cios tem sido documentada como um dos problemas mais dispendiosos dos programas de IA (Walker *et al.*, 1996; Xu *et al.*, 1998). Os programas de deteção de cios baseados apenas na observação visual demonstraram ter baixas taxas de deteção de cios. A utilização de hormonas para induzir o cio e de ajudas mecânicas para complementar a deteção visual do cio demonstrou melhorar a eficiência e a precisão da deteção do cio (Holman *et al.*, 2011).

Atualmente existem ou estão a ser desenvolvidas várias ajudas mecânicas para ajudar na deteção do cio. Estes incluem: Gráficos de expetativa de cio, rodas de reprodução, transponders de relógio de cio, detetores de monta, detetores de cio sensíveis à pressão, pedómetros e sensores implantáveis para medir alterações na condutividade elétrica das secreções vaginais e uterinas (Holman *et al.*, 2011). Os gráficos de expetativa de cio são organizados num ciclo de 21 dias para que os cios futuros possam ser antecipados. A data prevista para o próximo cio é marcada e, portanto, antecipada. As rodas de reprodução consistem em sistemas de registo reprodutivo montados na parede que utilizam pinos ou marcas com códigos de cores para indicar diariamente os eventos reprodutivos de cada vaca, pelo que se podem antecipar futuros cios e eventos reprodutivos. A atividade de monta pode ser monitorizada utilizando giz ou tinta, que são marcados na cabeça da cauda ou na garupa, sendo a sua fricção uma prova de monta.

Os pedómetros são utilizados para registar o aumento da atividade física do animal no cio. Isto pode não ser fiável, uma vez que o aumento da atividade física pode dever-se a outros factores que não o cio (Rao *et al.*, 2013). Além disso, as etiquetas sensíveis à pressão são coladas na linha superior da garupa e, no caso de o animal ser montado, a pressão constante exercida pela vaca montada expulsa o fluido de uma pequena câmara de armazenamento para uma câmara de plástico maior e visível, fornecendo assim provas da monta. As ajudas podem ser alteradas por outros meios, como a vaca ativar o detetor esfregando-o numa árvore ou noutros objectos (Dalton, 2011). Também foram desenvolvidos detectores de monta que detectam e registam as montagens legítimas. Cada detetor é codificado com o número de identificação da vaca, e a informação é transmitida para um computador e armazenada. A informação pode ser acedida pelo agricultor em qualquer altura (At-Taras e Spahr, 2001). Estes sistemas reduzem a necessidade de mão de obra, mas existe uma grande probabilidade de deteção falsa e requerem um investimento financeiro inicial elevado.

Também foram desenvolvidas sondas intra-vaginais temporárias para medir as alterações químicas, físicas e de condutividade eléctrica na vagina durante o cio. A medição da condutividade vaginal requer a inserção e medição repetidas da sonda intra-vaginal, o que pode produzir inflamação que afecta a leitura (Morais *et al.*, 2006). Os dispositivos de vigilância do cio detectam a monta através de uma almofada sensível à pressão colocada na cabeça da cauda da vaca que transmite a informação por rádio. O agricultor pode assim aceder à informação no computador. Estes dispositivos são fiáveis mas caros. Os marcadores de cio podem também ser utilizados com uma vaca, um boi ou um touro tratados com hormonas e com o pénis amputado ou desviado, pelo que não se pode reproduzir a vaca durante a monta. O animal em cio será marcado e identificado pelo agricultor (Holman *et al.*, 2011). Infelizmente, estas tecnologias são demasiado caras para serem utilizadas em grande escala num país em desenvolvimento. Estes meios mecânicos de deteção requerem tempo e outros materiais, incluindo, por vezes, artigos informáticos muito caros. Todos estes métodos não são fiáveis, uma vez que os parâmetros que medem podem mudar devido a outras razões que não o cio (Orchard, 2007). Nenhum deles substitui a observação visual. Se um agricultor não puder observar a manada pelo menos duas ou três vezes por dia, a ajuda à deteção de cio pode não ser útil para detetar o cio.

A utilização de hormonas (prostaglandinas, P4 e GnRH) para sincronizar o cio ou a ovulação reduz a necessidade de observar os sinais de cio e tende a aumentar o número de animais inseminados (LeBlanc e Leslie, 1998; Nebel e Jobst, 1998; Higgins *et al.*, 2013). A concentração de progesterona no leite e no sangue está associada a eventos do ciclo estral. Os níveis de progesterona são normalmente baixos (abaixo de 2ng/ml) no cio (Nebel *et al.*, 1987). O nível baixo de P4 no leite ou no sangue não pode ser usado isoladamente para indicar cio, ele deve ser apoiado por sinais de cio observáveis. Consequentemente, a precisão da deteção do cio pode ser monitorizada periodicamente através dos níveis de P4 (Rao *et al.*, 2013).

2.3.1.5 Inseminação artificial (IA)

A inseminação artificial é a técnica que envolve a transferência de sémen de um touro para o sistema reprodutor de uma fêmea, com o objetivo de engravidar a fêmea (Eklundh, 2013). Esta tecnologia tem sido adoptada em sistemas de criação de gado e é uma ferramenta necessária na criação sustentável de animais de criação (Rodriguez-Martinez, 2012). A IA em bovinos foi desenvolvida na década de 1940 e, desde então, tem sido amplamente utilizada na indústria leiteira em todo o mundo. A IA tem sido a tecnologia de reprodução assistida mais bem sucedida e importante nos países em desenvolvimento (Rodriguez-Martinez, 2012). A utilização da IA pode ser vista como uma cadeia de eventos; desde a recolha de sémen de um touro até ao nascimento de um vitelo. Por conseguinte, para que a IA seja bem sucedida, não podem ser toleradas falhas em lado nenhum, uma vez que cada elo desta cadeia de acontecimentos tem a mesma importância (Althouse, 2007). Os produtores devem, portanto, detetar o cio com precisão para garantir que a inseminação seja feita no momento certo, de preferência usando a regra AM/PM (Dransfield *et al.*, 1998; Dalton *et al.*, 2001). A fertilidade na cobrição, que influencia o sucesso da fertilização, depende da deteção correta do cio (Maatje *et al.*, 1997). Outros factores que afectam o resultado da IA são: a qualidade do sémen e a manipulação. Por último, o inseminador -L "T deve ter formação e competências adequadas no que respeita aos procedimentos de manipulação do sémen e à realização de inseminações (Nordin *et al.*, 2007).

2.3.1.6 Taxa de conceção

A taxa de conceção é a proporção de vacas inseminadas que ficam efetivamente prenhes. Este índice é significativamente influenciado pela deteção do cio, porque os agricultores devem ser capazes de detetar corretamente o cio para saberem quando inseminar para obterem a máxima fertilidade (Maatje *et al.*, 1997; Nebel, 2001). O stress fisiológico provocado pelo aumento da produção de leite, o stress térmico e as doenças reprodutivas como a retenção da placenta, a metrite, a mastite e os ovários císticos afectam as taxas de conceção (Radostits, 1985). Assumindo um período de espera voluntário de 45-60 dias, o número ótimo de inseminações por conceção para atingir um intervalo entre partos de 13 meses é de cerca de 1.8, baseado numa taxa de sucesso de 55% (Hernandez *et al.*, 2001).

A taxa de conceção é também afetada negativamente por muitos outros factores, incluindo: técnica de IA inadequada, patologia reprodutiva, claudicação e stress térmico (Radostits, 1985). Este parâmetro tem-se revelado mais elevado em condições de reprodução natural não controlada e mais baixo quando se recorre à cobrição manual ou à inseminação artificial. Valores de número de inseminações por conceção superiores a 2,0 devem ser considerados fracos (Althouse, 2007).

2.3.1.7 Métodos de diagnóstico de gravidez em bovinos

O método de não retorno ao cio tem sido tradicionalmente utilizado para presumir a gravidez de vacas que foram inseminadas. O ciclo estral regular de uma vaca dura normalmente 18-24 dias e presume-se que uma vaca inseminada está prenhe se não entrar no cio ao fim de 24 dias. Isto acontece durante a gravidez porque o CL do ciclo anterior persiste e o ciclo seguinte é inibido. A limitação desta técnica de deteção de gestação reside no facto de o animal poder não voltar ao cio por outras razões que não a gestação, como um CL cístico ou um anestro (Purohit, 2010). Além disso, a dificuldade de deteção do cio e o cio silencioso tornam este método de diagnóstico de gestação inadequado (Purohit, 2010; Lucy *et al.*, 2011).

O método comum utilizado no terreno para o diagnóstico de gravidez é a palpação genital trans-rectal, que consiste em palpar os órgãos reprodutores de uma vaca/novilha com a mão através do reto. Baseia-se no princípio de que os órgãos reprodutores se encontram no pavimento pélvico, por baixo do reto, no início da gestação nos bovinos. O crescimento do concepto em qualquer dos cornos uterinos leva ao aumento do tamanho do corno, à tensão e às caraterísticas palpáveis do corno uterino grávido. Assim, o palpador pode sentir estas alterações no útero de um animal prenhe. Este método baseia-se na deteção dos sinais cardinais da gravidez durante a palpação.

A confirmação da gravidez ocorre por volta do 35.º dia após a inseminação, e os profissionais baseiam-se na palpação da vesícula amniótica e no deslizamento das membranas corioalantóicas entre o polegar e o indicador (Purohit, 2010). Outras caraterísticas cardinais da gravidez incluem: palpação dos placentomas e do feto. Este método de diagnóstico da gravidez é o mais barato e mais fácil, mas as suas limitações incluem o trabalho necessário para imobilizar os animais e pessoal qualificado. A palpação rectal também pode induzir a perda embrionária precoce se não for feita corretamente (Orchard, 2007). Uma vez que a gravidez raramente é detectada antes de 35 dias após a reprodução, nessa altura uma vaca não grávida terá ovulado cerca de 21 dias após a inseminação. Este método não pode, portanto, ser usado para detetar a não gravidez antes da próxima ovulação após a cobrição (Romano *et al.*, 2007).

A ultrassonografia pode ser utilizada para detetar a gravidez logo aos 25 dias após a inseminação. Este método envolve a utilização de ondas sonoras de alta frequência para produzir uma imagem acústica dos órgãos internos do corpo. As imagens dos cornos uterinos e do seu conteúdo são visualizadas no monitor. Este método é exato e permite o diagnóstico precoce da gravidez, bem como a determinação da viabilidade do feto.

A limitação é o elevado custo da máquina e os conhecimentos necessários para a operar e também para interpretar a imagem (Safronova *et al.*, 2012).

O diagnóstico da gravidez pode também basear-se na deteção de substâncias específicas do concepto nos fluidos corporais maternos, como as glicoproteínas associadas à gravidez e o fator precoce da gravidez. O fator precoce da gravidez (EPF) pode ser detectado no sangue materno logo 3 dias após a conceção utilizando um teste de inibição da roseta (Lucy *et al.*, 2011). Embora o EPF seja segregado no início da gravidez, não é específico da gravidez, uma vez que também pode ser segregado a partir de tumores e de linhas celulares transformadas (Cavanagh, 1996), o que o torna um método de deteção de gravidez incorreto e que também provou não ser fiável (Ambrose *et al.*, 2007).

A proteína B específica da gravidez e a glicoproteína associada à gravidez foram identificadas no sangue materno durante a gravidez (Sheldon *et al.*, 2006). Estas podem ser detectadas por imunoensaio num laboratório e podem ser utilizadas de forma fiável como indicadores de gravidez. A gravidez pode ser detectada no 26.º dia e confirmada em qualquer fase posterior da gravidez (Sheldon *et al.*, 2006; Silva *et al.*, 2007). Por conseguinte, este método não pode ser utilizado para o diagnóstico de gravidez antes do início do ciclo estral seguinte e a sua fiabilidade também é duvidosa (Fricke *et al.*, 2012).

Os níveis da hormona sulfato de estrona (EI-S) podem ser utilizados para o diagnóstico de gravidez, embora só possam indicar de forma fiável a gravidez a partir do 120º dia de gestação (Henderson *et al.*, 1994).

A medição de P4 no sangue ou no leite como um método para identificar vacas abertas foi talvez o primeiro exemplo verdadeiro de teste químico de gravidez. Se uma vaca não estiver prenhe, teoricamente ela apresentará níveis baixos de P4 aproximadamente 21 dias após a inseminação, ou um período equivalente à duração do seu ciclo estral. Se ela estiver prenhe, então suas concentrações de P4 permanecerão elevadas. Existe uma excelente base fisiológica para o teste P4 porque as vacas não podem estar grávidas se tiverem níveis baixos (menos de 1 ng/ml) de P4 21 dias após a inseminação. Se uma vaca apresentar uma concentração elevada de P4 18-24 dias após a inseminação

então ela pode estar grávida (Nebel *et al.*, 1987; Lucy *et al.*, 2011).

2.3.1.8 Intervalo entre partos (IA)

O intervalo de partos é o período de tempo entre partos sucessivos, normalmente indicado em meses ou dias ao nível do efetivo (Nebel e Jobst, 1998). Este é o parâmetro mais utilizado para avaliar a eficiência reprodutiva e é composto pelo intervalo entre o parto e a conceção (bem sucedida) e pelo período de gestação (French e Nebel, 2003). O período de gestação é determinado biologicamente e, por conseguinte, a variável crítica é o intervalo entre o parto e a conceção (ICC). O período entre o parto e a conceção consiste no período de espera voluntária, no tempo de retoma da ciclicidade ovárica após o parto, na ocorrência e deteção de cios e na fertilidade ao serviço (Ill-Hwa e Hyun-Gu, 2006). A deteção do cio é um fator de destaque durante este período. As falhas na eficiência da deteção de cios podem resultar de um recomeço tardio da ciclicidade ovárica ou da incapacidade de detetar o cio quando este ocorre (Eicker *et al.*, 1996; Nebel, 2003). Além disso, a probabilidade de uma cobrição ou inseminação resultar em gravidez também é muito importante.

Os factores biológicos e de gestão que podem afetar a ICC incluem: atraso na retoma da atividade ovárica pós-parto, cio silencioso, sub-estro, fraca capacidade de deteção de cio, fraca eficiência e precisão na deteção de cio, doenças pós-parto como a endometrite, período de espera voluntário subóptimo, aumento dos casos de inseminação falhada e alimentação inadequada (Heersche e Nebel, 1994; Hare *et al.*, 2006; Ill-Hwa e Hyan-Gu, 2006). Para atingir o intervalo entre partos recomendado de 365-390 dias, deve visar-se um intervalo entre partos e conceção de 85-110 dias (Hare *et al.*, 2006). Estudos realizados em explorações leiteiras do Quénia relataram longos ICC (Bebe *et al.*, 2003; Ojango e Pollot, 2004; Owen *et al.*, 2005). À medida que o ICC aumenta, são produzidos menos vitelos, os custos de reprodução aumentam devido ao maior número de inseminações por conceção e os custos veterinários aumentam devido ao maior número de repetições criadores. Com o aumento do intervalo entre partos, os dias de leite aumentam e a produção de leite ao longo da vida diminui (Heuwieser e Oltenacu, 1997; Barnes, 2001).

2.4 PROGESTERONA (P4)

A progesterona é uma hormona esteroide progestogénica, o primeiro composto biologicamente ativo da via de biossíntese dos esteróides. Esta hormona foi isolada pela primeira vez por Corner e Allen, (1929). A progesterona é sintetizada no corpo lúteo do ovário e também pela placenta durante a gravidez (Mondal e Prakash, 2003). Níveis baixos de P4 também são produzidos pelas glândulas supra-renais (Cookie e Arthington, 2009). A secreção constante de P4 é essencial para manter os níveis circulantes, uma vez que tem uma meia-vida fisiológica curta. A progesterona é metabolizada através da quebra das ligações duplas e da hidroxilação nos átomos C-16 e C-21. Os produtos de conjugação são glucuronídeos e sulfatos que são depois excretados na bílis (Mondal e Prakash, 2003).

A progesterona desempenha um papel importante na preparação do útero para a implantação, na manutenção da gravidez, na expressão do cio, na função cíclica normal dos ovários e na inter-relação gonadal hipofisária (Mondal e Prakash, 2003). A progesterona diminui a secreção de gonadotropinas através de um mecanismo de feedback negativo e impede a ocorrência de cio comportamental durante a gravidez (Spencer *et al.,* 2009). A progesterona é também essencial para o desenvolvimento do blastocisto, a manutenção do feto e a anulação do tónus uterino durante a gravidez (Parr *et al.*, 2013). O crescimento, o desenvolvimento e a sobrevivência do embrião requerem a ação da P4 no útero para regular a função endometrial, incluindo as interações concepto-maternas, o reconhecimento da gravidez e a recetividade uterina à implantação (Lonergan *et al.*, 2013). O resultado das alterações induzidas pela P4 no útero cíclico e grávido é a modificação do meio intrauterino, como o aumento de aminoácidos selecionados, glicose, citocinas e factores de crescimento no histotrofo, para apoiar o crescimento do blastocisto (Dorniak *et al.*, 2013).

2.5 A PROGESTERONA COMO INSTRUMENTO DE GESTÃO REPRODUTIVA

Os níveis de P4 no sangue ou no leite podem ser utilizados para monitorizar o ciclo reprodutivo dos bovinos e, por conseguinte, utilizados no maneio reprodutivo (Nebel *et al*, 1987). As medições de progesterona efectuadas a cada 3-4 dias durante o ciclo de estro seriam úteis para estabelecer perfis de P4 que poderiam ser utilizados na avaliação do estado reprodutivo para identificar o estro, o estado de fertilidade e também distúrbios em bovinos (Safronova *et al.*, 2012). Os níveis máximos de P4 no leite ou no sangue são registados 10-15 dias após o cio. Se um animal inseminado estiver prenhe, os níveis de P4 permanecem elevados durante toda a gestação. Se o animal inseminado não estiver prenhe, os níveis de P4 cairão a partir do 18° dia após a inseminação, uma vez que o animal estará a voltar ao cio (Nebel *et al*, 1987; Orchard, 2007).

Níveis elevados de P4 no soro ou no leite entre os dias 18 e 24 após a inseminação constituem a base para o estabelecimento da gravidez em bovinos e níveis baixos no cio constituem a base para o estabelecimento do estado do cio (Orchard, 2007). As concentrações de progesterona variam com a fase do ciclo estral, o que a torna uma das hormonas reprodutivas mais estudadas nos ruminantes bovinos para a deteção da gravidez e da atividade ovárica (Posthuma-Trumpie, 2008). Níveis baixos de progesterona 1824 dias após a inseminação indicam com exatidão que não há gestação. No entanto, níveis elevados de P4 no mesmo período podem não ser um indicador específico de gestação devido a variações na duração do ciclo estral, bem como à incidência de mortalidade embrionária precoce ou tardia (Muhammd *et al.*, 2000). As vantagens da utilização de ensaios P4 para o diagnóstico de gestação incluem a viabilidade de efetuar o teste na exploração e a indicação precoce do resultado de uma inseminação (Nebel *et al.*, 1987). A principal limitação da utilização prática do ensaio P4 é que, nos casos em que apenas foi colhida uma única amostra, as datas de reprodução devem ser conhecidas para uma interpretação exacta dos resultados.

2.6 MÉTODOS DE MEDIÇÃO DOS NÍVEIS DE PROGESTERONA

Os métodos analíticos de determinação da P4 no sangue e no leite foram desenvolvidos há vários anos, tendo o primeiro sido desenvolvido na década de 1940. Estes baseavam-se na extração do solvente, na quantificação espectrofotométrica e na análise cromatográfica (Edgar, 1953; Short, 1958). Estas técnicas eram dispendiosas, trabalhosas, demoradas e exigiam um pré-tratamento das amostras (Short, 1958). O desenvolvimento de radioensaios para esteróides na década de 1960 levou ao desenvolvimento de radioensaios P4 e radioimunoensaios (Holdsworth *et al.,* 1980). O desenvolvimento de ELISAs na década de 1960 (Engvall *et al.,* 1971) levou a muitos ELISAs para a determinação de P4 no sangue e no leite (Chang e Estergreen, 1983). Estes formatos ELISA permitiram a utilização generalizada da análise de P4. Foi também desenvolvido um imunoensaio que utiliza tecnologia de quimioluminescência para a análise de P4 (Miller *et al.*, 1988).

Outras tecnologias, como os ensaios de ressonância de plasma de superfície, também foram utilizadas para a análise laboratorial de P4 (Gillis *et al.*, 2006). Foram também desenvolvidos sensores de progesterona no leite, tanto em linha como fora de linha (Pemberton *et al.*, 2001). No entanto, nenhuma dessas tecnologias foi comercializada com sucesso, principalmente porque são complexas e/ou caras (Orchard, 2007). A maioria dos testes na vaca são imunoensaios enzimáticos simplificados, com vários em formato de fluxo lateral (Laitinen e Vuento, 1996; Sananikone *et al.*, 2004; Posthuma-Trumpie *et al.,* 2009).

2.6.1 Ensaio de imunoabsorção enzimática (ELISA)

O desenvolvimento do formato ELISA na década de 1970 foi um grande avanço na tecnologia de ensaio. A análise da progesterona em ng/ml pode ser determinada em 2-3 horas e não há utilização de material perigoso como no RIA. Além disso, a tecnologia também levou ao desenvolvimento de kits de teste portáteis, tais como testes de gravidez caseiros e testes de P4 em vacas (Pemberton, *et al.*, 2001). Todos os formatos ELISA envolvem a ligação de uma enzima a um antigénio ou anticorpo e algum método de ligação do conjugado a uma superfície sólida para permitir a deteção através da adição de um substrato. Num ensaio P4 típico, o anticorpo anti-P4 é revestido na superfície da microplaca. A amostra é exposta a esta superfície e o P4 presente na amostra, que é o antigénio, liga-se ao anticorpo. Um conjugado enzimático P4 é então exposto à superfície e o P4 já ligado limita a quantidade que se pode ligar ao anticorpo imobilizado. Um substrato é então exposto à superfície e a mudança de cor depende da quantidade de enzima ligada, que está inversamente correlacionada com a concentração de P4 na amostra (Elderet *et al.*, 1987). O ensaio pode ser competitivo ou não competitivo. Num imunoensaio enzimático competitivo, os poços da microplaca são revestidos com anticorpos para a substância a analisar específica. A substância a analisar na amostra e a substância a analisar conjugada com uma enzima (peroxidase de rábano ou fosfatase alcalina) competem pelos locais de ligação no anticorpo. O excesso de conjugado é lavado e, após a adição de um substrato, a enzima ligada catalisa a formação de um produto colorido (Simersky *et al.*, 2007). A substância a analisar pode também ser conjugada a uma proteína que compete com a substância a analisar livre na amostra pelo anticorpo adicionado (Elderet *et al.*, 1987). Num formato de ensaio imunoenzimático não competitivo, os anticorpos são previamente incubados com a amostra ou padrão e os locais de ligação não ocupados ficam então disponíveis para ligação ao conjugado do analito. Os ensaios competitivos têm geralmente uma sensibilidade mais elevada, mas com a adição de um passo extra no procedimento (Simersky *et al.*, 2007).

Os ensaios de imunoabsorção enzimática são normalmente efectuados em muitas amostras simultaneamente numa placa de microtitulação de 96 poços. Os reagentes são pipetados para os poços e deitados fora manualmente. A densidade ótica é medida utilizando um leitor de placas, que mede a transmissão através de cada poço (Simersky *et al.*, 2007). Os ensaios de imunoabsorção enzimática são vantajosos devido à relativa simplicidade do sistema de deteção. Medem a densidade ótica fazendo passar luz através do líquido. As desvantagens do formato de placa incluem: o facto de o ensaio não ser de fluxo contínuo, demora mais tempo devido à adição de substrato e as lavagens tornam o ensaio complexo (Simersky *et al.*, 2007).

2.6.2 Ensaio (imuno) de fluxo lateral (LFIA)

A tecnologia LFIA tem sido amplamente aplicada para fins de diagnóstico qualitativo, semi-quantitativo e, em certa medida, quantitativo, como a deteção de hormonas, fármacos, agentes patogénicos e metabolitos em contextos biomédicos, fitossanitários, veterinários, alimentares e ambientais (Safronova *et al.*, 2012). As tiras são constituídas por um material de transporte que contém reagentes secos que são activados pela aplicação da amostra de fluido. São especialmente concebidas para utilização única no local de prestação de cuidados/necessidade, ou seja, fora do laboratório. A aplicação mais conhecida é o teste de gravidez humana (Posthuma-Trumpie *et al.*, 2009). A atual geração de LFIA tem uma elevada sensibilidade e especificidade, é fácil de utilizar e os resultados são normalmente obtidos em 10-20 minutos (Posthuma-Trumpie *et al.*, 2009). O importante nos formatos LFIA é o fluxo de uma amostra líquida contendo o analito de interesse, ao longo de uma tira de membrana polimérica, passando assim por várias zonas onde foram fixadas moléculas que exercem interações específicas com o analito (Posthuma-Trumpie, 2008). O teste LFIA é constituído por uma membrana polimérica porosa, em que uma extremidade da tira é fornecida com uma almofada de aplicação da amostra e a outra extremidade com uma almofada de libertação do conjugado. A substância a analisar marcada é seca na almofada do conjugado e, após a adição da amostra, este material interage com o fluxo do fluido, iniciando interações específicas para dar a resposta necessária. Tanto a almofada da amostra como a almofada do conjugado estão ligadas entre si e à membrana polimérica (Sananikone *et al.*, 2004). As etiquetas são feitas de nanopartículas coloridas ou fluorescentes com tamanhos de 15-800 nm, permitindo um fluxo desobstruído através da membrana. São frequentemente feitas de ouro coloidal ou látex (Al-Yousif *et al.*, 2002). São pulverizadas pelo menos duas linhas na tira: uma linha de ensaio e uma linha de controlo. A resposta é lida na linha de teste. Uma resposta na linha de controlo confirma um fluxo adequado do líquido através da tira. Podem ser aplicadas mais linhas de teste, permitindo a realização de testes multianalíticos ou a avaliação semi-quantitativa da resposta (Al-Yousif *et al.*, 2002). Quando são utilizados exclusivamente anticorpos como elementos de reconhecimento, os testes são designados por imunoensaios de fluxo lateral (LFIA).

A preparação LFIA foi concebida para confirmar a presença ou ausência de uma substância a analisar. Para o reconhecimento, são utilizados anticorpos contra a substância a analisar (Laitinen e Vuento, 1996). Existem duas formas de aplicação do anticorpo. No primeiro método, o anticorpo é pulverizado na linha de teste e uma mistura de analito da amostra e analito marcado é aplicada na almofada de conjugado. Os dois competem pelos sítios de ligação do anticorpo na linha de ensaio (Laitinen e Vuento, 1996). No segundo método, pulveriza-se um conjugado de analito na linha de ensaio e aplica-se uma mistura de anticorpo marcado e de analito da amostra na almofada de conjugado, dando ao analito da amostra uma vantagem para se ligar ao anticorpo (O'Keeffe *et al.*, 2003). A linha de controlo é constituída por imunoglobina G produzida contra a espécie animal do anticorpo marcado. No formato LFIA competitivo, a resposta está negativamente correlacionada com a concentração do analito.

Um dos pontos fracos do LFIA é a natureza subjectiva da interpretação visual dos resultados semi-quantitativos. Isto pode ser ultrapassado utilizando um dispositivo de medição para avaliar o sinal, como um refletómetro portátil (Zaytseva *et al.*, 2004), ou, quando é necessária uma avaliação mais precisa, o sinal pode ser digitalizado utilizando um scanner plano e dedicado a um software para análise (Van- Amerongen e Koets, 2005); no entanto, os custos e o tempo de análise aumentarão.

CAPÍTULO 3

3.1 MATERIAIS E MÉTODOS
3.2 ÁREA DE ESTUDO

O estudo foi realizado na exploração veterinária da Universidade de Nairobi de janeiro a abril de 2016. A quinta está situada num terreno de 375 acres na sub-localidade de Kanyariri do distrito eleitoral de Kabete, no condado de Kiambu e a oeste da cidade de Nairobi. Fica a 15 quilómetros do centro da cidade de Nairobi (Figs. 3.1 e 3.2). O condado de Kiambu está localizado nas terras altas do Quénia e situa-se entre as latitudes 00 25' e 10 20'Sul do equador e a longitude 360 31' e 370 15' Este. Toda esta região regista um clima quente, com temperaturas que variam entre 12 e 20 graus Celsius e uma precipitação média anual de 1200 mm. A região regista chuvas longas entre março e maio, seguidas de uma estação fria com chuviscos de junho a agosto e chuvas curtas entre outubro e novembro. O clima quente a frio torna o condado propício à criação de gado leiteiro.

Esta exploração foi selecionada propositadamente devido à sua elevada população de gado leiteiro e, por conseguinte, o gado em diferentes fases do ciclo reprodutivo estaria disponível em qualquer momento, o que era conveniente para esta investigação. Os animais são criados num sistema extensivo onde pastam todo o dia e a suplementação é feita com concentrados (farinha láctea) e silagem de manhã e à noite. Água e minerais são fornecidos ad libitum. Os animais da exploração são criados por inseminação artificial.

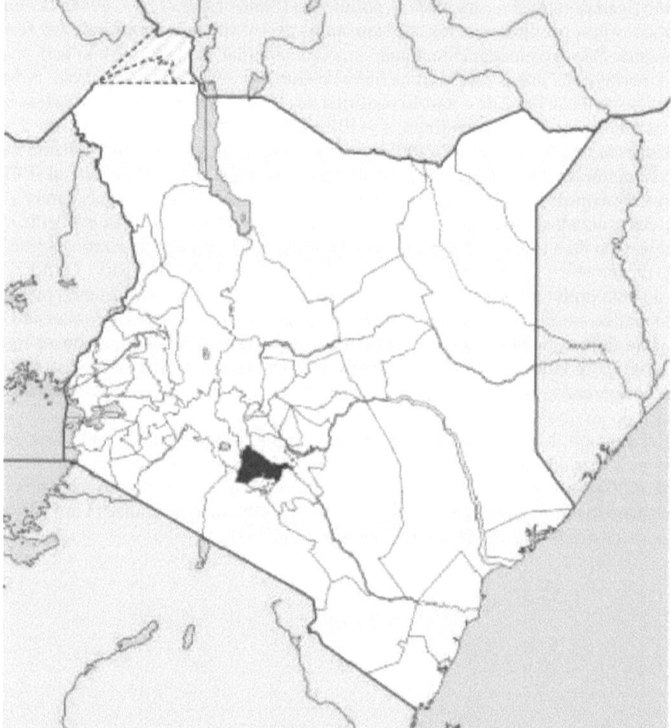

Figura 3. 1: Mapa do Quénia mostrando a posição do condado de Kiambu (vermelho) - fonte: Wikipedia

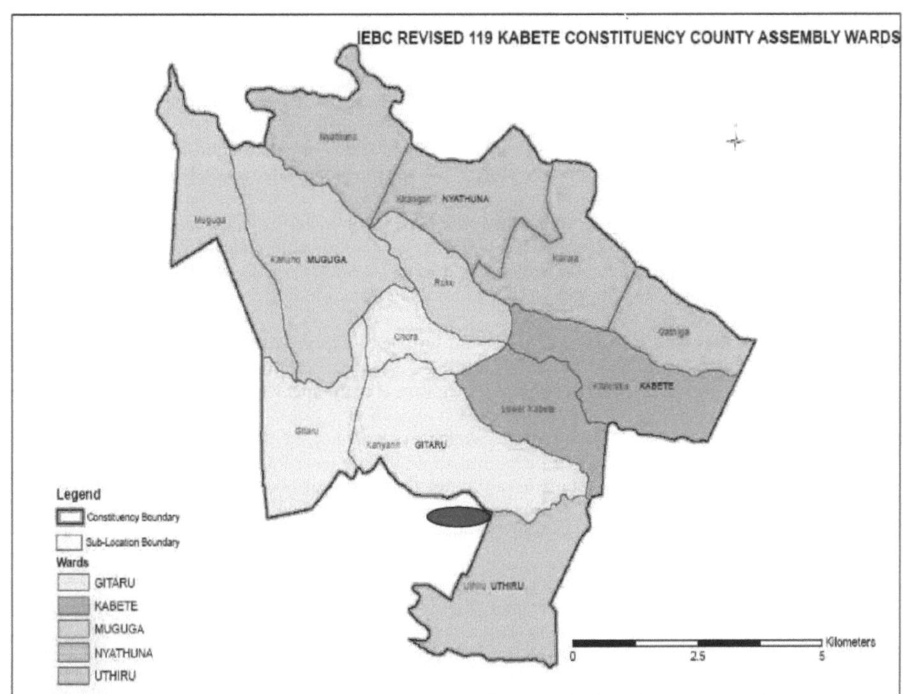

Figura 3. 2: Mapa administrativo do círculo eleitoral de Kabete mostrando a posição da sub-localidade de Kanyariri - cortesia **do IEBC**

3.3 CONCEPÇÃO E DIMENSÃO DA AMOSTRA

Este foi um estudo transversal em que os animais do estudo foram selecionados propositadamente. O estudo na exploração foi efectuado em duas fases. A primeira fase avaliou os perfis de P4 no sangue do gado leiteiro no Quénia. A segunda fase determinou os níveis de P4 no sangue total do gado leiteiro utilizando LFIA e comparou os resultados com os do teste ELISA padrão.

Seguiu-se um critério de amostragem dos animais em várias fases. Obteve-se uma base de amostragem que era a lista de todo o gado leiteiro mantido na exploração. Esta lista continha um total de 180 fêmeas das raças Friesian, Ayrshire, Jersey e Guernsey em diferentes fases do ciclo reprodutivo. Foram examinados os registos destes 180 animais. Destes, foram incluídos 160 animais com idades compreendidas entre os 5 meses e os 12 anos, com base no seu estado de saúde e no seu bom historial reprodutivo. A raça Frísia foi a que registou a maior percentagem, com 59% (94), seguida da Ayrshire, com 23% (38), da Guernsey, com 10% (16), da Jersey, com 5% (8) e, por último, das cruzas, com 2% (4). As informações reprodutivas importantes obtidas a partir dos registos incluíam a idade, o estado de ciclicidade, o estado de gestação, os dados do último parto, as doenças crónicas de infertilidade e o estado de saúde. Os animais foram classificados como prenhes ou não prenhes com base nos registos reprodutivos. A estratificação dos animais prenhes foi efectuada com base na idade estimada de gestação, calculada a partir da data de inseminação como primeiro, segundo e terceiro trimestres de gestação. Com base na idade estimada, os animais não grávidos foram classificados como pré-púberes ou púberes. Subsequentemente, os animais prenhes e não prenhes foram selecionados através da geração de números de computador aleatórios. As diferentes raças de bovinos foram representadas na amostra. O estado reprodutivo dos animais selecionados foi confirmado por palpação rectal e ultrassonografia trans-rectal. O objetivo da confirmação do estado reprodutivo era permitir o agrupamento dos animais em grupos esperados de P4 alto e P4 baixo antes da amostragem. Na segunda fase do estudo, foi utilizado um grupo adicional de animais cujo estado reprodutivo não foi confirmado clinicamente (grupo de nível P4 desconhecido). O grupo desconhecido foi utilizado como controlo para avaliar a concordância dos resultados do ELISA e do LFIA sem conhecimento prévio dos níveis esperados de P4 dos animais. A ultrassonografia trans-rectal foi efectuada utilizando um aparelho de ultra-sons em tempo real de modo B (Aquila vet Esaote

Europe B.V.Philipsweg 1 6227 AJ Maastricht, Países Baixos) equipado com um transdutor endo-rectal linear de 6-8 MHz. A ultrassonografia foi realizada em vacas púberes não prenhes e naquelas que se esperava que estivessem grávidas de 3 meses. A palpação trans-rectal foi efectuada para confirmar as gestações com mais de 3 meses. O diagnóstico positivo de gestação por ecografia trans-rectal dependia da deteção de fluidos fetais anecóicos e/ou do embrião propriamente dito/feto no lúmen uterino (Lucy *et al.*, 2011). Os ovários foram examinados para detetar a presença do corpo lúteo e/ou folículos. Os protocolos utilizados para os animais foram aprovados pelo comité de biossegurança, utilização e tratamento de animais da Faculdade de Medicina Veterinária da Universidade de Nairobi.

O índice de condição corporal de todos os animais selecionados foi obtido utilizando uma escala de 5 de acordo com Edmonson *et al.* (1989) e o peso corporal em kg foi estimado utilizando uma fita de pesagem (Dingwell *et al.*, 2006). Foi preenchida uma ficha de avaliação no terreno (Anexo i) com pormenores sobre os dados biológicos dos animais, a história reprodutiva, o regime alimentar, o índice de condição corporal e o peso corporal de cada animal selecionado.

O peso médio dos animais foi de 380±129,36Kg, com um peso corporal mínimo de 172Kg e máximo de 600Kg. A pontuação mediana da condição corporal foi de 3 numa escala de 1 a 5, sendo 1 para animais emaciados e 5 para animais obesos. Todos os animais estavam aparentemente saudáveis durante a seleção e a recolha de amostras.

Para além das duas fases do estudo, foram também avaliados os conhecimentos, as atitudes e as práticas das partes interessadas da indústria leiteira sobre a utilização de kits de teste P4 na gestão reprodutiva do gado leiteiro. As partes interessadas da indústria leiteira visadas foram os profissionais de saúde animal (AHP) de diferentes partes do Quénia (cirurgiões veterinários, assistentes de saúde animal e técnicos de IA) e os produtores de leite que faziam parte da clientela da clínica de animais de grande porte da Universidade de Nairobi.

Foram elaborados e pré-testados questionários semi-estruturados, um para os produtores de leite (Apêndice iii) e o outro para os profissionais de saúde animal (Apêndice iv), antes do início do estudo. O questionário continha perguntas abertas e fechadas. A maioria das perguntas era fechada (resposta sim/não ou seleção a partir de uma lista de opções) e poucas eram abertas. As perguntas abrangiam aspectos da gestão reprodutiva do efetivo leiteiro, incluindo: técnicas de reprodução, métodos de deteção e interpretação do cio, calendário da inseminação artificial, diagnóstico da gravidez, gestão do período pós-parto e gestão do fraco desempenho reprodutivo. Além disso, os questionários também recolhiam dados sobre o perfil dos inquiridos. A dimensão da amostra foi calculada com base na fórmula $Z2apq/L2$ de Martin *et al.* 1987, em que a proporção esperada era de 50%. Foram necessários pelo menos 100 inquiridos para o estudo.

Foi entrevistado um total de 152 intervenientes da indústria leiteira no Quénia, incluindo 127 profissionais de saúde animal (AHP) e 25 produtores de leite. Dos 127 AHP, 36 eram Técnicos de Inseminação Artificial (técnicos de IA), 28 Assistentes de Saúde Animal (AHA) e 63 Cirurgiões Veterinários (Vets).

Foram aplicados questionários às AHP do subcondado de Kikuyu, no condado de Kiambu. Foi obtida uma lista de todos os AHP que exercem a sua atividade junto do serviço veterinário do subcondado de Kikuyu. As AHP foram contactadas e entrevistadas. O questionário foi também aplicado durante a Conferência Científica da Associação Veterinária do Quénia (50th), que constitui a maior convergência de profissionais da saúde animal. Por último, os questionários foram administrados durante a formação de profissionais de saúde animal em sincronização do cio e inseminação em tempo fixo nos condados de Migori e Siaya. Todas as perguntas eram claras e a aplicação do questionário demorou cerca de 10 minutos.

3.4 RECOLHA, MANUSEAMENTO E TRATAMENTO DE AMOSTRAS DE SANGUE

Os animais foram imobilizados fisicamente num esmagador e foram colhidos 10 ml de sangue da veia coccígea em tubos heparinizados (BD Vacuitainer sodium heparin, Franklin Lakes USA), depois de se ter esfregado a zona coccígea com um cotonete embebido em álcool cirúrgico (Fig. 3.3). Os tubos heparinizados foram etiquetados com o número de identificação do animal e a data de colheita. Na primeira fase do estudo, foi colhido um total de 46 amostras, que foram armazenadas numa caixa frigorífica com sacos de gelo e imediatamente transportadas para o laboratório onde foi efectuado o teste P4 ELISA. Na fase dois do estudo, foi colhido um total de 100 amostras, tendo uma parte sido utilizada para o teste

Teste LFIA no terreno. A parte restante do sangue foi transportada para o laboratório, onde o ELISA e o LFIA foram efectuados lado a lado. No laboratório, as amostras de sangue foram inspeccionadas para detetar qualquer coagulação e colocadas no banco durante 30 minutos para permitir o ajuste das temperaturas à temperatura ambiente.

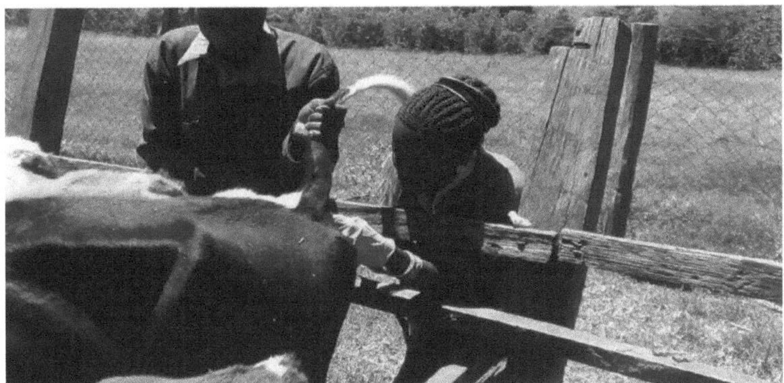

Figura 3. 3: Colheita de sangue de uma vaca não gestante tag no. 831 em 23/2/2016 no Quinta veterinária da Universidade de Nairobi.

3.5 ANÁLISE DA PROGESTERONA

3.5.1 ELISA

Um volume de 1,5 ml de sangue total foi pipetado em 2 frascos separados e centrifugado a 1000-2000 x g durante 15 minutos para obter plasma para ELISA. O sangue restante foi armazenado num frigorífico a 4 graus Celsius até todas as análises do dia estarem concluídas. Após a centrifugação, o plasma que se encontra na parte superior dos leucócitos foi removido, baixando suavemente uma ponta de micropipeta encaixada numa micropipeta para o plasma de cada amostra, tendo o cuidado de não perturbar as células que se encontram por baixo. Lentamente, o plasma foi aspirado para a ponta da pipeta e transferido para novos frascos rotulados. O plasma em excesso foi aliquotado em tubos separados e armazenado num frigorífico até à conclusão da execução do ELISA. Os números dos animais e as datas de colheita foram etiquetados em cada frasco. Após a conclusão do ensaio ELISA, as alíquotas de plasma em excesso foram armazenadas a -20 graus Celsius. A análise da progesterona foi efectuada utilizando o kit Ovucheck®, Biovet, tal como descrito por Samsonova *et al.* (2015). Resumidamente, alíquotas de 10p.l de soluções padrão em duplicado, controlos e amostras em triplicado foram adicionadas a poços de microplacas apropriados, seguidas de 200ul de conjugado. Após incubação durante 30 minutos à temperatura ambiente e lavagem, foram adicionados 200 µl de substrato a cada poço. A reação colorida foi interrompida após 30 minutos de incubação à temperatura ambiente com 100 ml de solução de paragem. Os resultados foram avaliados num leitor de placas ELISA (SpectraMax Micro plate reader LLC, EUA) com um comprimento de onda de 405 nm. Foi desenhada uma curva padrão utilizando os valores de densidade ótica para os padrões a 1,2,5, 5, 10 ng/ml de P4. Subsequentemente, a equação para o cálculo dos níveis correspondentes de P4 nas amostras foi derivada da curva padrão.

O ensaio baseia-se no princípio de que a P4 presente na amostra competirá com o conjugado de P4 marcado com peroxidase de rábano pelos locais de ligação ao anticorpo revestido na placa. O substrato será convertido numa cor amarela em proporção à quantidade de P4 marcada com peroxidase de rábano ligada ao anticorpo na placa.

O coeficiente de variação intra-ensaio para o ensaio foi de 7,5% e o coeficiente de variação inter-ensaio foi de 15%. A curva de calibração do ensaio variou entre 0 ng/ml e 10 ng/ml. O limite de deteção do ensaio utilizando uma amostra de sangue de 10p.l foi inferior a 0,2ng/ml. O valor de corte utilizado para o ELISA foi de 4 ng/ml, semelhante ao utilizado por Friggens *et al.* (2008).

3.5.2 Teste LFIA

O ensaio de fluxo lateral para cada amostra foi efectuado em triplicado no campo e no laboratório. As tiras LFIA utilizadas foram fabricadas pela Diagnostics For All Company, EUA. Foi pipetada uma gota de sangue heparinizado (35 g) num poço de amostra e adicionados 35 ul de diluente. Num segundo poço de ensaio, foram adicionados 75 ul de tampão de perseguição. A tira LFIA foi então inserida no poço de amostra que continha o sangue e o diluente e cronometrada durante 5 minutos, sendo depois transferida para o segundo poço com o tampão de perseguição durante 10 minutos. Após a incubação no tampão de perseguição, a tira foi retirada do poço de ensaio e os resultados, que se apresentavam sob a forma de desenvolvimento de cor púrpura na linha de teste e na linha de controlo da tira, foram interpretados utilizando a tabela de orientação da leitura. Cada um dos testes foi efectuado em triplicado.

A tabela-guia (Anexo ii) era uma folha de papel composta por três colunas de tiras LFIA com diferentes intensidades de cor de referência das linhas de teste. As três colunas foram rotuladas como pontuação 1, 2 e 3, em que a coluna um (pontuação 1) consistia em linhas de teste de tiras LFIA de referência com elevada intensidade de cor (púrpura escuro). A coluna 2 (pontuação 2) era constituída pelas linhas de teste das tiras LFIA de referência com uma intensidade de cor baixa (cor púrpura ténue) e a coluna 3 (pontuação 3) era constituída pelas linhas de teste de referência com uma intensidade de cor muito baixa para uma linha de teste não visível. As pontuações 1 e 2 foram interpretadas como níveis baixos de P4, enquanto uma pontuação de 2,5 (interface entre as pontuações 2 e 3) e 3 foi interpretada como uma concentração elevada de P4. A pontuação dos resultados das tiras do ensaio de fluxo lateral foi efectuada visualmente, a olho nu, por estudantes de Medicina Veterinária da Universidade, que não tinham conhecimento do estado dos animais em causa.

As imagens das tiras do ensaio de fluxo lateral foram digitalizadas utilizando o scanner Doxie flip (Apparent Corporation, 121 Dry Ave, Cary, NC 27511 USA) e a quantificação em unidades ópticas da intensidade da cor das linhas de ensaio e de controlo das imagens digitais foi efectuada por um programa de análise de imagens (image j), de modo a obter a intensidade real do desenvolvimento da cor da linha de ensaio. Obteve-se a intensidade para cada tira individual de cada amostra e calculou-se uma média da intensidade das três tiras por amostra. Obteve-se a intensidade global do teste LFIA em animais em diferentes fases do ciclo reprodutivo. A intensidade média global obtida para cada categoria de animais foi também utilizada para elaborar gráficos em relação às pontuações correspondentes das tiras do ensaio de fluxo lateral e também aos níveis quantitativos correspondentes de P4 por ELISA. No laboratório, o LFIA foi efectuado lado a lado com o ELISA.

Este teste LFIA baseia-se no princípio de que a P4 presente na amostra compete com o analito marcado imobilizado pelos locais de ligação do anticorpo P4. Há uma ligação da P4 na amostra aos sítios de anticorpos P4 conjugados com partículas de ouro na zona da almofada de conjugado. Quaisquer sítios de anticorpos P4 não ocupados serão ligados ao analito P4 marcado na linha de teste, resultando num desenvolvimento de cor na linha de teste. O nível de P4 na amostra é, portanto, inversamente proporcional à intensidade do desenvolvimento da cor na linha de teste. Níveis elevados de P4 são indicados por um sinal de linha de teste de baixa intensidade de cor e níveis baixos de P4 serão indicados por um sinal de linha de teste escuro mais intenso (Waldman e Raud, 2016).

3.6 GESTÃO DE DADOS E ANÁLISE ESTATÍSTICA

Os dados foram introduzidos no programa de folha de cálculo Microsoft Excel (Excel, Microsoft Corp 2010, Redmond WA) e depois transferidos para o software estatístico STATA (STATA Corp., Versão 12, College station USA) para análise. As diferenças significativas nos níveis médios de P4 nos animais em diferentes fases do ciclo reprodutivo foram obtidas através da análise de variância (ANOVA) e das estatísticas do teste t de Student. O efeito das diferentes variáveis sobre os níveis de P4 foi avaliado por ANOVA. O modelo de regressão logística foi aplicado para determinar potenciais preditores da concentração de P4. A significância estatística foi fixada em valores de probabilidade de <0,05.

As imagens das tiras do ensaio de fluxo lateral foram digitalizadas utilizando o scanner Doxie flip (Apparent Corporation, 121 Dry Ave, Cary, NC 27511 USA) e a quantificação em unidades ópticas da intensidade da cor das linhas de ensaio e de controlo das imagens digitais foi efectuada por um programa de análise de imagens (image j), de modo a obter a intensidade real do desenvolvimento da cor da linha de ensaio.

Os parâmetros de diagnóstico do teste LFIA foram calculados com base nas fórmulas de Karen *et al.* (2015) e Martin *et al.* (1987). Os resultados do LFIA foram classificados como corretos positivos (a), falsos negativos (b), ou falsos positivos (c), corretos negativos (d). Foram calculados os seguintes parâmetros de diagnóstico: Sensibilidade [(a/a + b) x 100], especificidade [(d/c + d) x 100], valor preditivo positivo [(a/a + c) x 100], valor preditivo negativo [(d/b+ d) x 100], exatidão global [(a + d/a + b + c + d) x 100]. Foi determinado um intervalo de confiança de 95% para cada parâmetro de exatidão dos testes de diagnóstico.

A sensibilidade foi definida como a capacidade do teste LFIA para detetar corretamente P4 baixo (positivos, <4ng/ml) em concordância com o ELISA. A especificidade foi definida como a capacidade do teste para identificar corretamente animais com P4 elevado (negativos,>4ng/ml) que se determinou terem P4 elevado pelo ELISA. O valor preditivo positivo (VP+) foi a probabilidade de um diagnóstico positivo pelo teste LFIA ser corroborado pelo ELISA. O valor preditivo negativo (VP-) foi a probabilidade de os resultados negativos do teste LFIA serem corroborados pelos resultados do ELISA. A exatidão foi definida como a capacidade do teste LFIA para diagnosticar corretamente vacas com P4 alto e baixo entre as que foram diagnosticadas como altas e baixas pelo teste ELISA.

O coeficiente de correlação (r) e a estatística Kappa foram utilizados para avaliar a concordância entre as pontuações das tiras LFIA (análise semi-quantitativa) e a análise quantitativa de P4 (Martin *et al.*, 1987). Foi determinado um intervalo de confiança de 95% para cada parâmetro de exatidão dos testes de diagnóstico.

Os dados dos questionários foram codificados e introduzidos no programa de folha de cálculo Microsoft Excel (Excel, Microsoft Corp 2010, Redmond WA), duplamente verificados com as informações do questionário para evitar erros de introdução e, em seguida, exportados para o software estatístico STATA versão 12.0 (STATA Corp., College Station, EUA) para limpeza e análise. Foram criadas tabelas descritivas e calculadas estatísticas descritivas a partir dos questionários. As respostas que continham variáveis contínuas foram resumidas como médias com seus intervalos de confiança de 95%. O teste do qui-quadrado de Pearson foi utilizado para testar a associação entre variáveis categóricas com um nível de significância de $p < 0,05$. O teste t de Student foi utilizado para testar a diferença entre as várias médias das variáveis contínuas. Todos os testes foram efectuados com um intervalo de confiança de 95%. Os dados também foram resumidos em gráficos e diagramas de pizza, quando aplicável. Todas as análises foram efectuadas para os resultados globais, bem como com base na categoria dos inquiridos.

CAPÍTULO 4

4.1 RESULTADOS

4.2 ANIMAIS DE ESTUDO

4.2.1 Animais da primeira fase

Foram utilizados 46 animais na fase 1, selecionados de entre os 160 animais, como se mostra na Figura 4.1. O grupo de P4 elevado tinha animais em fase lútea (12) e não-grávida (15), enquanto o grupo de P4 baixo era constituído por animais em fase folicular não-grávida (7) e pré-púberes não-ciclados (12).

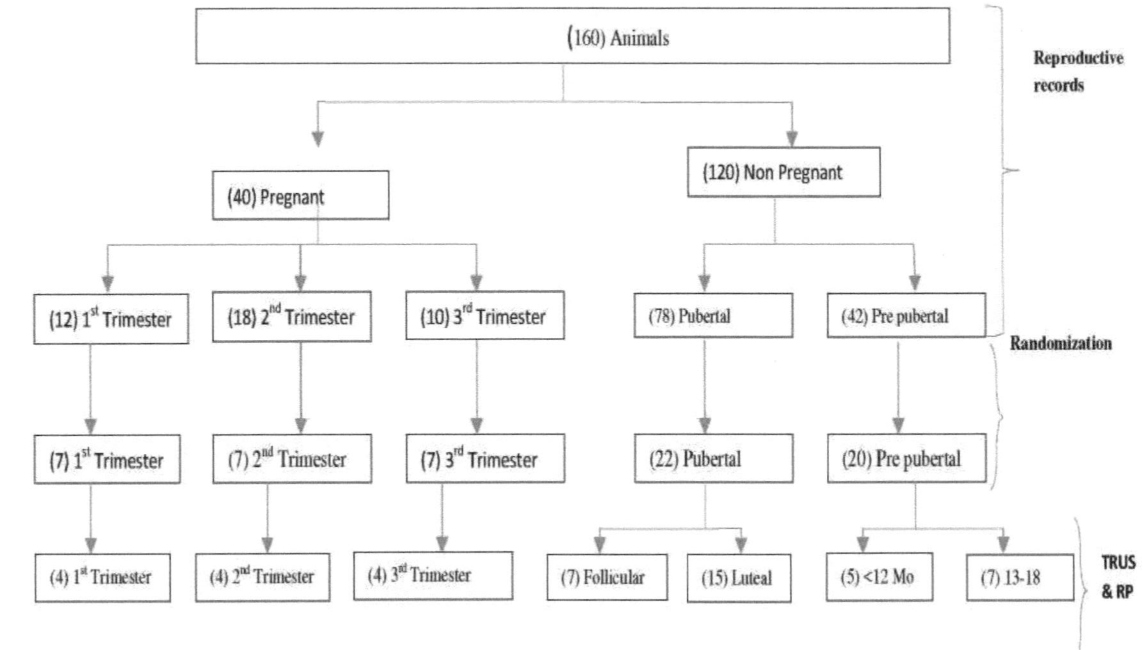

Figura 4. 1: Critérios de seleção dos 46 animais que foram objeto de amostragem na fase 1 do estudo

Legenda: TRUS - Ultrassonografia trans-rectal
    RP- palpação rectal

4.2.2 Animais de estudo da fase 2

O procedimento de seleção dos animais foi o indicado na Figura 4.2. Foi utilizado um total de 100 animais para esta atividade. Com base na palpação rectal e na ultrassonografia, 20 animais confirmados como prenhes e 10 não prenhes em fase lútea foram categorizados como grupo de P4 elevado; 29 animais baseados em achados ovarianos foram categorizados como grupo de P4 baixo, incluindo 8 em fase folicular, 6 novilhas pré-púberes, 2 em cio, 5 uma semana após o parto e 8 animais no primeiro dia após a inseminação. Outros 41 animais cujo estado reprodutivo não foi clinicamente estabelecido foram classificados como grupo de P4 desconhecido.

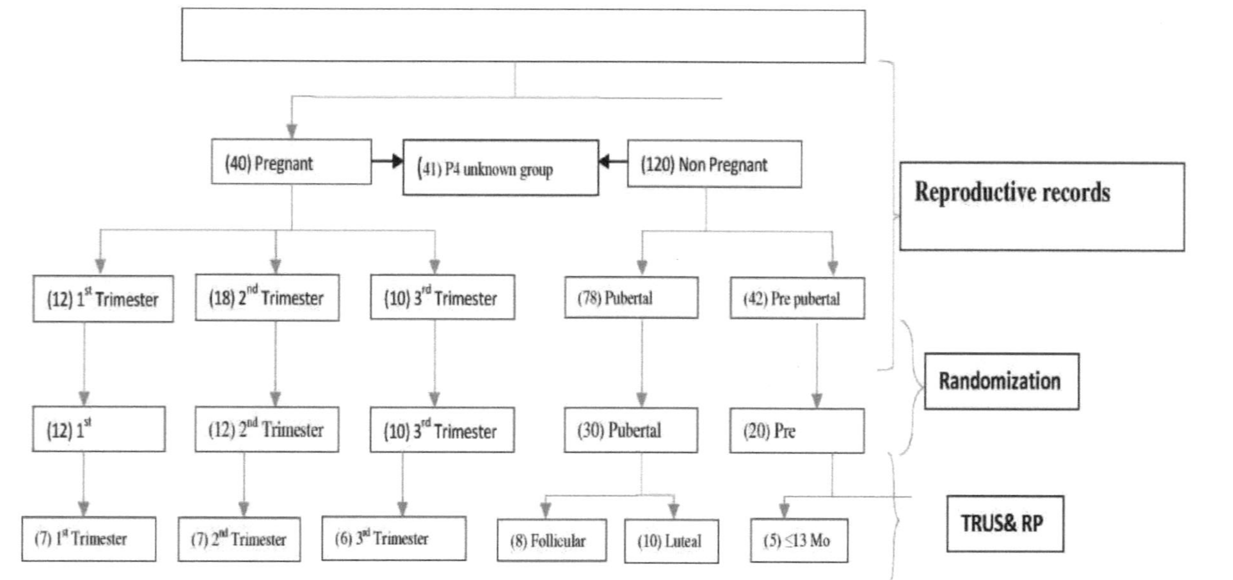

Figura 4. 2: Critérios de seleção para 100 animais que foram amostrados na fase 2 do estudo
Legenda: TRUS- Ultrassonografia trans-rectal RP- Palpação rectal

4.3 PERFIS DE PROGESTERONA DE BOVINOS LEITEIROS NO QUÉNIA

Os perfis de P4 dos 46 animais em diferentes fases do ciclo reprodutivo variaram entre 0,2 ng/ml e 10ng/ml. Os animais não ciclando com idade igual ou inferior a 18 meses apresentavam níveis de progesterona inferiores a 3 ng/ml. Os animais com mais de 18 meses de idade estavam em ciclo, pelo que os níveis de P4 variavam consoante o ciclo estral ou o estado de gestação (Quadro 4.1).

Tabela 4. 1: Níveis médios de P4 dos grupos de animais na primeira fase

Grupo de animais	N	Níveis médios de P4 (ng/ml)
<12 meses	5	0.8519±0.7817a
Fase folicular	7	1.234±1.0623a
13-18 meses	7	2.6257±1.2108a
fase lútea não grávida	15	7.9820±2.2571b
Grávida	12	9.5280 ±0.8498c

Valores com diferentes sobrescritos dentro da mesma coluna diferem significativamente (p<0,05).

Os níveis médios de P4 do grupo com alto nível de P4 (fase lútea gestante e não gestante) foram maiores (p<0,05) do que os do grupo com baixo nível de P4 (<12 meses de idade, fase folicular, 13-18 meses de idade) (Tabela 4.1).

4.3.1 O efeito da idade, da idade de gestação, do peso, da raça e do índice de condição corporal nos níveis de progesterona.

O efeito da idade, do peso, da raça e do índice de condição corporal sobre os níveis de P4 nos animais não foi significativo (p>0,05). Registaram-se pequenas diferenças significativas entre os níveis de P4 no ELISA no início da gestação e os níveis de P4 na gestação avançada (p=0,06).

4.4 NÍVEIS DE PROGESTERONA DETERMINADOS POR LFIA E ELISA

4.4.1 Resultados LFIA e ELISA

No total, foram analisadas 100 amostras para determinação dos níveis de P4 através dos testes LFIA e ELISA (quadro 4.2). As fases do ciclo reprodutivo do grupo de P4 desconhecido basearam-se nos resultados da análise de P4 (LFIA e ELISA) e no estado reprodutivo dos registos. Foram também classificadas como grupo com P4 elevado ou baixo.

As pontuações do LFIA foram classificadas em duas classes: as pontuações das tiras de 1-2 foram classificadas como P4 baixo (0 - 4ng/ml). A P4 baixa tinha uma linha de teste de cor de alta intensidade. A pontuação de 2,5-3 foi classificada como P4 alta (4,1-10 ng/ml).

O grupo de animais com baixo nível de P4 (novilhas pré-púberes, animais em cio, vacas no primeiro dia após a inseminação, vacas uma semana após o parto e animais em fase folicular) apresentou resultados LFIA inferiores a 2 e níveis ELISA de P4 inferiores a 2 ng/ml. O grupo de animais com níveis elevados de P4 (na fase lútea, prenhes e não prenhes) apresentou resultados LFIA de 3, com níveis ELISA de P4 superiores a 7 ng/ml (Quadro 4.2).

Tabela 4. 2: Níveis de progesterona de bovinos ao longo do ciclo reprodutivo por LFIA e ELISA.

Tamanho da amostra	Categoria de animais	Pontuação LFIA no terreno	Pontuação LFIA no laboratório	Níveis médios de P4 por ELISA (ng/ml)
19	Novilhas pré-púberes com 13 meses ou menos	1.6±0.47 a	1.6±0.47 a	1.453±0.950 a
14	fase folicular	1.25±0.31 a	1.25±0.31 a	1.234±1.0623 a
2	Estrus	1.0 a	1.0 a	0.3046±0.151 a
5	Uma semana após o parto	1.3±0.45 a	1.3±0.45 a	1.066±0.5242 a
8	Dayonepost inseminação	1.3±0.70 a	1.3±0.70 a	1.041±0.642 a
17	Fase lútea não grávida	3.0 [b]	3.0 [b]	7.972±1.852 b
35	Grávida	3.0 [b]	3.0 [b]	8.876 ± 0.7823 c

Valores com diferentes sobrescritos dentro da mesma coluna diferem significativamente (p<0,05).
As pontuações LFIA e os níveis médios de P4 por ELISA foram significativamente diferentes entre o grupo de animais com baixo nível de P4 (novilhas pré-púberes, animais em cio, vacas no primeiro dia após a inseminação, vacas uma semana após o parto e animais em fase folicular) e o grupo de animais com alto nível de P4 (fase lútea grávida e não grávida) (p<0,05) (Tabela 4.2).

4.4.2 Correlação entre as pontuações LFIA e os níveis correspondentes de P4 por ELISA

As pontuações LFIA de 1 a 1,5 tinham níveis médios ELISA P4 correspondentes inferiores a 4 ng/ml. A pontuação de 2 tinha o limite superior correspondente a valores de P4 superiores a 4 ng/ml, embora a maioria dos valores estivesse abaixo do limite de 4ng/ml. Uma pontuação de 2,5 tinha valores de limite inferior correspondentes a níveis de P4 inferiores a 4 ng/ml, embora a maioria dos valores fosse superior a 4 ng/ml. A pontuação de 3 corresponde a níveis médios ELISA de P4 superiores a 5ng/ml (Figura 4.3).

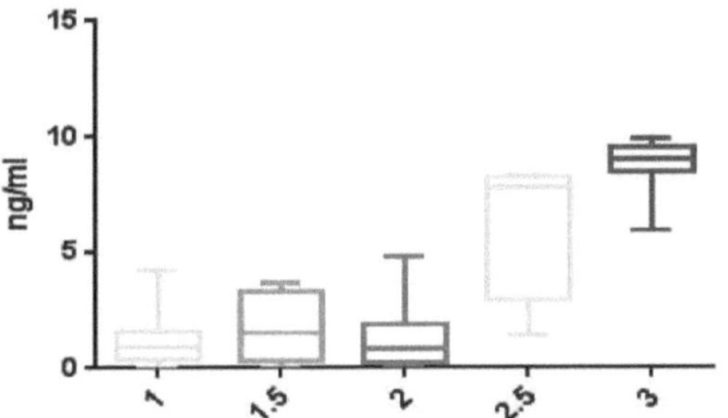

Figura 4. 3: Níveis quantitativos de P4 no ELISA em relação às pontuações LFIA correspondentes.

4.3.3 . Pontuação LFIA em diferentes fases do ciclo reprodutivo.

O grupo de animais com P4 baixo (novilhas pré-púberes, animais no primeiro dia após a inseminação e animais uma semana após o parto) teve pontuações LFIA inferiores a 2, enquanto o grupo de animais com P4 alto (fase lútea grávida e não grávida) teve pontuações LFIA de 3 (Figura 4.4).

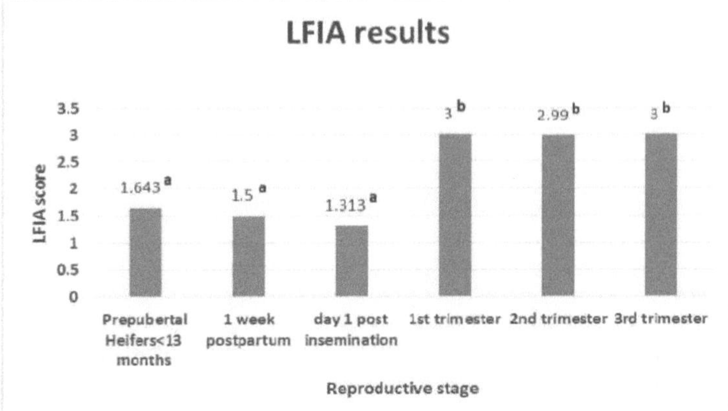

Figura 4. 4: Pontuação das tiras de imunoensaio de fluxo lateral em diferentes fases do ciclo reprodutivo.

As barras com diferentes sobrescritos têm pontuações LFIA significativamente diferentes.

As pontuações LFIA dos animais com P4 elevado (animais prenhes) foram mais elevadas (p<0,05) do que as dos animais com P4 baixo (primeiro dia após a inseminação, uma semana após o parto e novilhas pré-púberes (Figura 4.4).

4.3.4 . Intensidade quantitativa em unidades ópticas das tiras LFIA

Uma intensidade elevada das tiras LFIA correspondeu a níveis baixos de P4, enquanto uma intensidade baixa das tiras LFIA correspondeu a níveis elevados de P4. A intensidade elevada das unidades ópticas foi registada em novilhas pré-púberes, no primeiro dia após a inseminação e uma semana após o parto, enquanto a intensidade baixa das unidades ópticas foi registada em animais prenhes (figura 4.5).

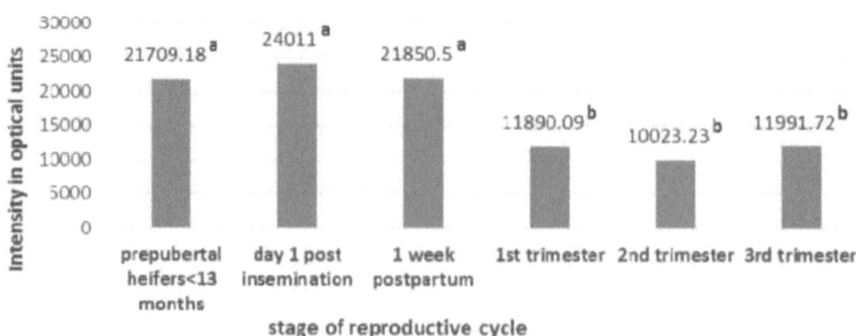

Figura 4. 5: Valores de intensidade da tira de imunoensaio de fluxo lateral em diferentes fases do ciclo reprodutivo.

As barras com diferentes sobrescritos têm intensidades significativamente diferentes.
Os valores de intensidade para os animais com P4 elevado (animais prenhes) foram superiores (p<0,05) aos dos animais com P4 baixo (novilhas pré-púberes, animais no primeiro dia pós-inseminação e uma semana pós-parto) (Figura 4.5).

4.3.5Comparação da intensidade de cor do LFIA e das pontuações LFIA correspondentes
As tiras LFIA com pontuações de 2 e inferiores apresentaram valores de intensidade elevados, acima de 18698,73 unidades ópticas, enquanto as tiras LFIA com pontuações de 2,5-3 apresentaram valores de intensidade baixos, de 16659,17 e inferiores (Figura 4.6).

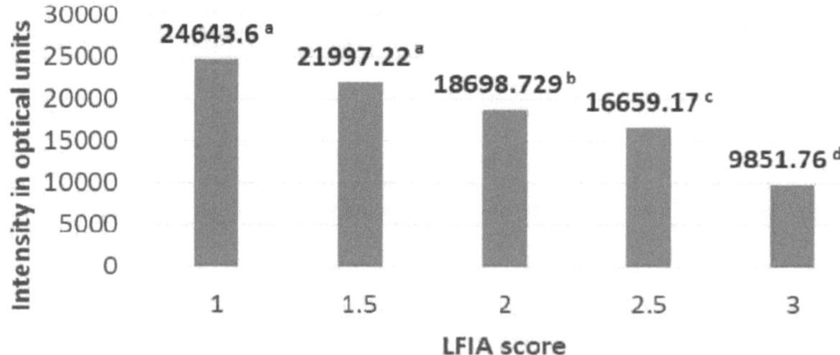

Figura 4. 6: Intensidade de cor do imunoensaio de fluxo lateral e pontuações LFIA correspondentes.

Os valores representados por barras com diferentes sobrescritos diferem significativamente (p<0,05).
Em resumo, a intensidade das tiras LFIA com pontuação de 3 foi significativamente diferente da intensidade das tiras LFIA com pontuação de 1, 1,5 e 2 (p<0,05). No entanto, houve uma sobreposição na intensidade das tiras LFIA com pontuações de 2 e 2,5 (Figura 4.6).

4.4.6 Cálculo dos valores de diagnóstico de LFIA.
A sensibilidade, especificidade, valores preditivos e exatidão dos valores de diagnóstico do teste LFIA foram calculados com o ELISA como teste padrão (Quadro 4.3).

	LFIA positivo (pontuação 1-2)	LFIA negativo (pontuação 3)	Total
ELISA positivo	49	1	50
ELISA negativo	4	46	50
Total	53	47	100

			Intervalo de confiança
Especificidade	0.92	46/50	(0.87-0.97)
Sensibilidade	0.98	49/50	(0.95-1.00)
PV-	0.98	46/47	(0.95-1.00)
PV+	0.92	49/53	(0.87-0.98)
Exatidão	0.95	46+49/100	(0.92-0.99)

. 3: Valores de diagnóstico para o teste LFIA

4.3.   7Resultados da tira de ensaio de fluxo lateral para os animais com P4 alto e baixo.

A pontuação LFIA para animais com P4 elevado, por exemplo, animais prenhes, foi de 3 e a linha de teste não era visível, enquanto que a dos animais com P4 baixo, como os animais em cio, foi de 1 e a cor da linha de teste era púrpura escura (figuras 4.7 e 4.8), respetivamente. A seta azul aponta para a linha de controlo e a seta preta para a linha de teste.

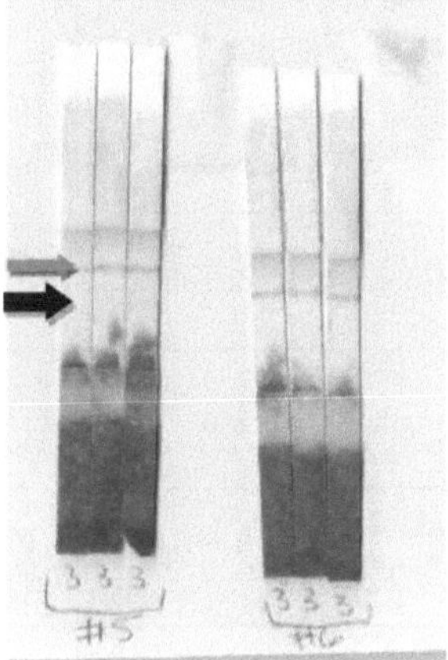

Figura 4. 7: Tira LFIA mostrando uma linha de teste não visível em níveis elevados de progesterona

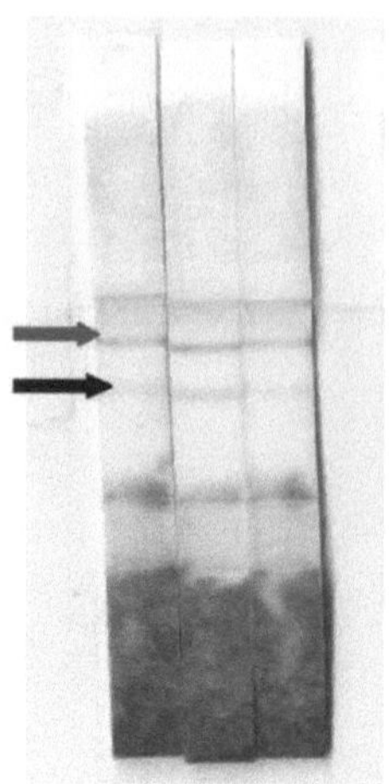

Figura 4. 8: Resultados da tira LFIA mostrando uma linha de teste escura para níveis baixos de P4.

4.4 CONHECIMENTOS, ATITUDES E PRÁTICAS DAS PARTES INTERESSADAS DO SECTOR LEITEIRO SOBRE A UTILIZAÇÃO DA PROGESTERONA COMO INSTRUMENTO DE GESTÃO REPRODUTIVA.

4.4.1 Caraterísticas demográficas da AHP.

Os inquiridos com idades compreendidas entre os 18 e os 30 anos eram 19%, os com 31 e 40 anos eram 40%, os com 41 e 50 anos eram 19% e os com mais de 50 anos eram 22%. A maioria dos inquiridos era do sexo masculino (87%). Quase metade (49%) dos AHP eram profissionais do sector pecuário há mais de dez anos, sendo os que exerciam a profissão há menos de um ano os menos numerosos (5%). Um terço dos profissionais era titular de um certificado e de um diploma universitário, com 33% cada, enquanto 13% e 21%, respetivamente, eram titulares de um diploma e de uma pós-graduação. A maior parte dos profissionais (73%) trabalhavam a tempo inteiro no sector pecuário (Quadro 4.4).

Tabela 4. 4: Caraterísticas demográficas da AHP

Caraterística		N	Percentagem (%)
Profissão	Técnicos de IA	36	28
	Assistente de saúde animal	28	22
	Cirurgião veterinário	63	50
	Cumulativamente	127	100.00
Idade	18-30 anos	24	19

	31-40	51	40
	41-50	24	19
	Acima de 50	28	22
	Cumulativamente	127	100.00
Género	Masculino	110	87
	Feminino	17	13
	Cumulativamente	127	100.00
Nível de ensino mais elevado	Certificado	42	33
	Diploma	17	13
	Grau	42	33
	Pós-graduação	26	21
	Cumulativamente	127	100.00
Período de prática	Menos de 1 ano	6	5
	1-5 anos	34	26
	6-10 anos	25	20

	Mais de 10 anos	62	49
	Cumulativamente	127	100.00
Prática a tempo parcial/integral	A tempo inteiro	93	73
	Tempo parcial	34	27
	Cumulativamente	127	100.00

4.4.2 Caraterísticas demográficas dos produtores de leite

Neste estudo, foram entrevistados um total de vinte e cinco produtores de leite do condado de Kiambu. Os agricultores com menos de 30 anos eram 12%, os que tinham entre 31 e 40 anos eram 40% e os agricultores mais velhos, com mais de 40 anos, eram 48%. Os homens constituíam a maioria dos inquiridos, com 56%, e as mulheres 44%. Cinquenta e seis por cento dos produtores de leite indicaram que tinham obtido um diploma universitário, mas não em pecuária. Os licenciados pela Universidade eram 32% e 12% tinham o ensino secundário como nível de educação mais elevado. A maioria dos produtores (72%) criava gado leiteiro há mais de 7 anos, enquanto 20% estavam envolvidos na criação de gado leiteiro há um período entre 4-7 anos e 8% estavam envolvidos na criação de gado leiteiro há 1-3 anos (Quadro 4.5).

Quadro 4. 5: Caraterísticas demográficas dos produtores de leite.

Caraterística		N	Percentagem
	Inferior a 30	3	12%
Idade	Entre 31-40 anos	10	40%
	Mais de 40 anos	12	48%
	Masculino	14	56%
Género	Feminino	11	44%

	Secundário	3	12%
Nível de ensino mais elevado	Diploma universitário	14	56%
	Grau e superior	8	32%
	1-3 anos	2	8%
Duração da atividade de produtor de leite	4-7 anos	5	20%
	Mais de 7 anos	18	72%

4.4.2.1 Caraterísticas das explorações agrícolas

Cerca de metade (52%) dos produtores de leite tinham menos de 5 animais, estando a outra metade dividida entre
os que detêm 6-10 animais (40%) e os que detêm mais de 20 animais (8%). Dos animais mantidos pelos agricultores, cerca de metade em cada exploração eram vacas reprodutoras adultas e os restantes eram novilhas e vitelos. A criação de gado leiteiro era uma atividade a tempo parcial para 76% dos agricultores. A atividade leiteira contribuía até 50% dos meios de subsistência da maioria dos agricultores (88%) (Quadro 4.6).

Quadro 4. 6: Caraterísticas das empresas agrícolas dos produtores de leite.

Empresa agrícola	Resposta	N	Percentagem de agricultores
	< 5 animais	13	52%
	6-10 animais	10	40%
Número total de animais	11-20 animais	0	0
	>20 animais	2	8%

Natureza da empresa	A tempo inteiro	6	24%
	Tempo parcial	19	76%
Contribuição dos animais para os meios de subsistência	0-25%	0	0
	26-50%	22	88%
	51-75%	3	12%
	76-100%	0	0
Outras fontes de subsistência	Criação de gado	4	16%
	Culturas agrícolas	12	48%
	Outras actividades	4	16%
	Emprego	5	20%
Cuidador dos animais leiteiros	Marido	6	24%
	Mulher	9	36%
	Trabalhadores	10	40%
Procuraram os serviços de profissionais de saúde animal? Em caso afirmativo, qual	Sim	25	100%

	Não	0	0
	Técnico de saúde animal	21	84%
	Veterinários	25	100%
As vacas são abatidas na vossa quinta?	Sim	25	100%
	Não	0	0
	Idade avançada	25	100%
Motivo do abate das vacas?	Mastite	25	100%
	Outras doenças	17	68%

4.4.3 Conhecimentos dos profissionais de saúde animal sobre a utilização de P4 no maneio reprodutivo (quadro 4.7)

Apenas 42% (53/127) dos profissionais de saúde animal (AHP) tinham conhecimento da utilização de kits P4 para a deteção do cio (31% de técnicos de IA, 46% de AHA e 46% de veterinários). Quarenta e seis por cento (59/127) tinham conhecimento de que os kits P4 podiam ser utilizados para o diagnóstico de gestação. Destes, 17% eram técnicos de IA, 25% AHA e 58% veterinários. A proporção de veterinários com conhecimentos sobre a utilização de kits P4 para o diagnóstico de gravidez foi superior (p<0,0001) à dos técnicos de IA e dos AHA. Todos os AHP, independentemente do tipo de qualificação, tinham conhecimentos limitados em 26% (33/127) sobre a utilização de P4 no diagnóstico de perturbações da fertilidade associadas aos ovários. Os AHP mais jovens tinham mais conhecimentos (p<0,002) do que os mais velhos sobre a aplicação de kits P4 no diagnóstico de perturbações da fertilidade.

Tabela 4. 7: Conhecimento do AHP sobre o uso do P4 no maneio reprodutivo de bovinos leiteiros.

	Respostas dadas	Técnicos de IA (n=36)	AHA (n=28)	Veterinários (n=63)

Questão							
Quais são os métodos de criação de que tem conhecimento?	IA	36	100%	28	100 %	63	100%
	Touro	35	97%	26	93%	63	100%
	ET	8	22%	10	36%	53	84%
Que factores afectam a taxa de sucesso da IA?	Estado reprodutivo do vaca	30	83%	25	75%	56	89%
	Manuseamento do sémen	31	86%	16	57%	57	90%
	Calendário da IA	34	94%	26	93%	60	95%
Métodos de deteção de calor de que tem conhecimento?	Observação dos sinais de calor	36	100%	28	100 %	63	100%
	Auxiliares de deteção de calor	10	18%	5	18%	30	48%
	Níveis hormonais	7	20%	5	18%	33	54%

Tem conhecimento dos kits P4 para deteção de calor?	Sim	11	31%	13	46%	29	46%
	Não	25	69%	15	54%	34	54%
Qual é o momento ideal para servir as vacas após a deteção de calor?	Imediatamente	0	0	4	4%	3	5%
	Após 6 horas	3	6%	3	11%	14	22%
	Utilizar a regra AM/PM	34	94%	24	86%	47	73%
Em que altura se deve verificar o aquecimento das vacas	De manhã	36	100%	26	93%	59	94
	À tarde	6	16%	5	18%	16	25%
	À noite	15	42%	8	29%	32	51%
	Mor_aft_eve	6	17%	4	14%	14	22%
Quantas vezes por dia se deve verificar se as vacas têm calor?	Uma vez	0	0	1	4%	2	3%

	Duas vezes	19	53%	15	54%	31	49%
	Três vezes	17	47%	12	43%	30	48%

Como é que um inseminador determina se uma vaca está pronta para o serviço?	Muco claro da vulva	6	17%	9	32%	33	52%
	Suporte para montagem	28	78%	18	64%	33	52%
	Palpação do folículo graafiano	2	6%	2	7%	13	21%
Quantas vezes deve um inseminador servir uma vaca por cio?	Uma vez	27	75%	24	86%	56	89%
	Duas vezes	6	17%	3	11%	5	8%
	Três vezes	3	8%	1	4%	2	3%
Quanto tempo depois do parto é que as vacas devem ser servidas?	Imediatamente	0	0	0	0	0	0
	45 dias	9	25%	10	35%	24	38%

	60 dias	13	36%	9	32%	34	54%
	90 dias	14	38%	9	32%	5	8%
Quanto tempo depois da inseminação é possível saber o resultado?	1 mês	6	17%	9	32%	27	43%
	2 meses	4	11%	0	0	16	30%
	3 meses	23	64%	17	60%	19	25%
	4 meses	3	8%	2	7%	1	2%
Que métodos de confirmação da gravidez conhece?	Não retorno ao cio	13	36%	14	50%	43	68%
	Palpação rectal	36	100	26	98%	63	100%
	Kits P4	1	3%	8	29%	34	54%
	Ultrassom	9	25%	7	25%	41	65%
Tem conhecimento dos kits P4 utilizados para o diagnóstico da gravidez?	Sim	10	28%	15	54%	34	54%

	Não	26	72%	13	46%	29	46%
Tem conhecimento de kits P4 para o diagnóstico de perturbações da fertilidade?	Sim	9	25%	6	21%	18	29%
	Não	27	75%	22	79%	45	71%
Tem conhecimento de que a AHP utiliza kits P4 para o diagnóstico da gravidez?	Sim	1	3%	3	11%	7	11%
	Não	35	97%	25	89%	56	89%
Conhece algum método que possa ser utilizado para melhorar o desempenho reprodutivo?	Sim	27	75%	19	68%	54	86%
	Não	8	22%	9	32%	8	13%
	Sem resposta	1	3%	0	0	1	1%
Métodos de melhoramento desempenho reprodutivo?	Sem resposta	12	33%	11	39%	14	22%
	Utilização de ART's	15	42%	10	36%	25	40%
	Melhoria da nutrição	9	25%	7	25%	24	38%

Quanto aos aspectos do maneio reprodutivo relativos à deteção do cio e à hora do serviço, todos os AHP estavam cientes dos sinais de cio observáveis para a deteção do cio, 34% (43/127) estavam também cientes da utilização de auxiliares de deteção do cio e 35% (45/127) tinham ouvido falar da utilização dos níveis hormonais para a deteção do cio. A maioria dos AHP (95%; 121/127) indicou que o cio deve ser controlado apenas de manhã, enquanto 46% (59/127) indicaram que o cio deve ser controlado três vezes por dia, de manhã, à tarde e à noite. Oitenta e três por cento (105/127) dos AHP indicaram que os animais que são vistos em cio de manhã devem ser servidos à noite (regra AM/PM) e a maioria concordou que os animais devem ser servidos uma vez por período de cio (84%; 107/127). O conhecimento sobre a regra AM-PM da inseminação artificial em relação ao início do cio foi maior entre os técnicos de IA (p<0,05) em comparação com outros profissionais. A maioria dos técnicos de inseminação artificial (62%; 79/127) sabia que a posição de pé para ser montada era um sinal primário para a determinação do cio e 38% (48/127) indicaram que a descarga de muco claro da vulva era o sinal a utilizar na determinação do cio.

Uma maior proporção de AHP (75%) concordou que o estado reprodutivo da vaca no momento da cobrição, o manuseamento do sémen e o momento da IA eram determinantes importantes para o sucesso da IA. A inseminação artificial e o acasalamento natural com o touro eram os métodos de reprodução que os AHP conheciam, com 100% e 98%, respetivamente. A transferência de embriões como método de reprodução era conhecida por 56% (71/127) dos AHP, sendo a maioria deles (p<0,0001) veterinários.

Setenta e oito por cento (99/127) dos AHP indicaram que um período entre o parto e a conceção de 45-60 dias era o ideal para atingir um intervalo entre partos de 13 meses. Destes, 22% eram técnicos de IA, 19% eram AHA e 59% eram veterinários. Os veterinários tinham mais conhecimento de que o intervalo entre o parto e a conceção deveria ser entre 45-60 dias (p<0,001) em comparação com os outros profissionais. Uma proporção ligeiramente maior de AHP (46%; 59/127) indicou que o diagnóstico de gravidez mais precoce poderia ser feito após 3 meses após a inseminação, enquanto 33% (42/127) indicaram após um mês.

Os veterinários estavam mais conscientes (p<0,001) do diagnóstico de gravidez após um mês, ao passo que a maioria dos que afirmaram que o diagnóstico de gravidez deveria ser aos 3 meses eram técnicos de IA (p<0,001). O método mais comum de diagnóstico de gravidez conhecido pela AHP, com 98% (125/127), foi a palpação rectal. A utilização da ultrassonografia foi o segundo método mais comum, com 45% (57/127) e, em último lugar, os kits P4, com 34% (43/127). A proporção de veterinários que conhecem os kits P4 para o diagnóstico de gravidez foi superior à dos técnicos de AHA e AI (p<0,003).

A maioria dos AHP estava ciente (79%; 100/127) de que havia métodos disponíveis para melhorar o desempenho reprodutivo do gado leiteiro. No entanto, quando lhes foi pedido que enumerassem esses métodos, apenas uma pequena proporção (20%; 25/127) foi capaz de o fazer, indicando a adoção de tecnologias reprodutivas, a formação contínua dos agricultores em matéria de gestão reprodutiva adequada e a melhoria da nutrição como opções possíveis (Quadro 4.7).

4.4.4 Conhecimento dos produtores de leite sobre a utilização de P4 no maneio reprodutivo de bovinos leiteiros.

O Quadro 4.8 resume os conhecimentos dos agricultores sobre a utilização de kits P4 no maneio reprodutivo. Nenhum dos produtores de leite conhecia os kits P4 que podem ser utilizados para a deteção do cio e apenas 4% sabiam da existência de kits P4 que podem ser utilizados no diagnóstico precoce da gravidez. A maioria dos produtores de leite estava ciente dos vários aspectos da eficiência reprodutiva; 88% (22/25) indicaram que sabiam o que é a eficiência reprodutiva e tomaram medidas para garantir que a eficiência reprodutiva fosse alcançada nas suas explorações. Os produtores enumeraram vários métodos para medir a eficiência reprodutiva; 60% (15/25) indicaram um intervalo entre partos de 365-400 dias, 36% (9/25) indicaram que o número de serviços por conceção deveria ser 2 e os restantes (4%) indicaram que pelo menos 50% das fêmeas reprodutoras deveriam estar grávidas em qualquer altura. Todos os produtores de leite (100%; 25/25) conheciam a inseminação artificial e a utilização do touro como métodos de reprodução, mas apenas 16% conheciam a tecnologia de transferência de embriões. Todos os produtores de leite (100%; 25/25) tinham conhecimento da utilização dos sinais de cio observáveis para detetar o cio.

Dezasseis por cento disseram que tinham ouvido falar de dispositivos de deteção de cio nos países desenvolvidos. Nenhum tinha conhecimento da utilização de kits P4 ou de animais provocadores para a deteção do cio. A maioria dos agricultores (92%: 23/25) indicou que sabia que se as vacas ou novilhas começassem a mostrar sinais de cio de manhã, deveriam ser cobertas à noite, enquanto (8%; 2/25) afirmaram que a cobrição deveria ser feita 6 horas após o início do cio.

Os agricultores conheciam vários sinais de cio que deviam ser utilizados para determinar se uma vaca estava pronta para ser servida. Os sinais listados por todos os criadores (100%; 25/25) incluíam a inquietação do animal, mugidos frequentes e corrimento claro de muco vulvar. Um animal em pé para ser montado foi listado por apenas 64% (16/25) dos produtores de leite, que indicaram que o animal em cio tentaria montar outros, mas também quando outros montassem nela, ela ficaria parada, o que mostrava que ela estava em cio e pronta para ser servida.

A maioria dos criadores (64%) indicou que o mais cedo que um animal inseminado podia ser confirmado como prenhe era aos 3 meses, normalmente pela AHP, utilizando o método da palpação rectal, embora todos eles também soubessem que uma vaca que não voltasse ao cio após a inseminação podia estar prenhe. A palpação rectal e o não retorno ao cio eram os métodos de diagnóstico de gravidez conhecidos por todos os agricultores, sendo que 40% e 4% deles também conheciam a ultrassonografia e os kits P4, respetivamente (Quadro 4.8).

Tabela 4. 8: Conhecimentos dos produtores de leite sobre a utilização de P4 no maneio reprodutivo de bovinos leiteiros.

Questão	Resposta	n=25	
Sabe o que é a eficiência reprodutiva?	Sim	22	88%
	Não	3	12%
Que métodos de medição da eficiência reprodutiva conhece?	Intervalo de um ano entre partos	15	60%
	Número de serviços por conceção	9	36%
	Número de animais prenhes no efetivo	1	4%
Quais são os métodos de criação de que tem conhecimento?	IA	25	100%
	Touro	25	100%
	Transferência de embriões	4	16%
Quais são os métodos de deteção de calor que conhece?	Observação dos sinais de calor	25	100%
	Utilização de auxiliares de deteção de calor	4	16%

	Utilização de kits P4	0	0
	Utilização de animais provocadores	0	0
Qual é a duração entre a deteção do cio e a inseminação?	Imediatamente	0	0
	Após 6 horas	2	8%
	Após 12 horas	23	92%
Como é que se determina que uma vaca está pronta para ser servida?	Aumento da atividade física e do folego	25	100%
	Corrimento de muco claro da vulva	25	100%
	Suporte para montagem	16	64%
Conhecem os kits P4 para deteção de calor?	Sim	0	0
	Não	25	100%
Após quanto tempo é possível saber o resultadoofan inseminação?	Após 1 mês	9	36%
	Após 3 meses	16	64%
Métodos de diagnóstico da gravidez de que tem conhecimento?	Não retorno ao cio	25	100%
	Palpação rectal	25	100%

	Utilização de kits P4	1	4%
	Ultrassonografia	10	40%
Tem conhecimento dos kits P4 utilizados para o diagnóstico da gravidez?	Sim	1	4%
	Não	24	96%

4.4.5 Disponibilidade dos profissionais de saúde animal para a utilização de P4 no maneio reprodutivo (quadro 4.9)

A maioria dos AHP (79%; 100/127) acreditava que os kits P4 podiam ser utilizados como instrumento de gestão reprodutiva para melhorar o desempenho reprodutivo. Destes, 62% (62/100) indicaram que os kits P4 melhorariam o desempenho reprodutivo, uma vez que o cio e a gravidez poderiam ser detectados precocemente. Os restantes profissionais não indicaram uma razão pela qual consideravam que a medição do P4 poderia ser um instrumento importante de gestão da reprodução. A maioria dos AHP (82%; 104/127) indicou que utilizaria os kits P4 no maneio reprodutivo de bovinos leiteiros, 12% (16/127) não utilizaria e 6% (7/127) não tinham a certeza se utilizariam. Dos que utilizariam os kits P4, 29% eram técnicos de IA, 24% AHA e a maioria (p<0,05), 47%, veterinários. A imprecisão dos kits P4 foi indicada como a razão para a falta de vontade de os utilizar no maneio reprodutivo por 19% (3/16) dos inquiridos que indicaram que não os utilizariam. Todos os AHP que não sabiam se utilizariam os kits P4 indicaram que não tinham conhecimento dos mesmos. A maioria dos AHP (72%; 91/127) considerou positivo que a tecnologia P4 para a gestão reprodutiva fosse adoptada pelos profissionais de saúde animal. As razões que apresentaram para tal foram a melhoria da precisão e da eficiência na deteção do cio e no diagnóstico de gestação utilizando os kits P4. A maioria dos profissionais de saúde animal declarou que utilizaria os kits P4 para o diagnóstico da gravidez (80%; 101/127) e para a deteção do cio (67%; 85/127). Noventa e um por cento (116/127) das AHP afirmaram que consideravam que os kits P4 seriam importantes no diagnóstico precoce da gravidez. Mais veterinários do que os outros profissionais consideraram que os kits P4 seriam importantes no diagnóstico precoce da gravidez (p<0,05) (Tabela 4.9).

Tabela 4. 9: A disposição do AHP sobre o uso de P4 no maneio reprodutivo de bovinos leiteiros.

Questão	Resposta	AHP n=127		Técnicos de IA n=36		AHA n=28		Cirurgiões veterinários n=63	
Considera que a utilização de kits P4 irá melhorar o desempenho reprodutivo?	Sim	100	79%	27	75%	23	82%	50	79%%
	Não	20	16%	8	22%	2	7%	10	16%
	Não sei	7	5%	1	3%	3	8%	3	5%

	Sim	104	82%	30	83%	25	89%	49	78%
Utilizaria kits P4 para melhorar o desempenho reprodutivo?	Não	16	12%	5	14%	3	11%	8	13%
	Não sei	7	6%	1	3%	0	0	6	10%
	Sim	91	72%	26	72%	22	79%	43	68%
Outras AHP utilizariam kits P4 na gestão reprodutiva?	Não	27	21%	9	25%	5	18%	13	21%
	Não sei	9	7%	1	3%	1	4%	6	10%
	Sim	85	67%	23	64%	18	64%	44	70%
Utilizaria kits P4 para a deteção de calor?	Não	37	29%	12	33%	10	36%	15	24%
	Não sei	5	5%	1	3%	0	0	4	6%
	Após 21 dias	90	71%	29	81%	20	71%	41	65%
Quando é que gostaria de saber o resultado de uma inseminação?	Após 1 mês	29	23%	6	17%	6	21%	17	27%
	Após 2 meses	4	3%	0	0	0	0	4	6%

	Após 3 meses	4	3%	1	3%	2	7%	1	2%
Acha que é importante saber a gravidez estatuto antecipado?	Sim	127	100%	36	100%	28	100%	63	100%
	Não	0	0	0	0	0	0	0	0
Acha que os kits P4 serão importantes na detetar o resultado de uma inseminação precoce?	Sim	116	91%	33	92%	27	96%	56	89%
	Não	11	9%	3	8%	1	4%	7	11%
Utilizaria os kits P4 no diagnóstico da gravidez?	Sim	101	80%	28	78%	23	82%	50	79%
	Não	24	19%	8	22%	5	18%	11	17%
	Sem resposta	2	1%	0	0	0	0	2	3%

Setenta e um por cento (90/127) das AHP teriam gostado de saber o resultado de uma inseminação 21 dias antes do início do ciclo estral seguinte, enquanto 23% (29/127) afirmaram que teriam gostado de saber o resultado um mês após a inseminação. Os outros 6% (5/127) gostariam de saber o resultado dois meses após a inseminação. Todos os AHP (100%; 127/127) afirmaram que era importante saber o estado de gestação de um animal o mais cedo possível (tabela 4.10). A maior parte (75%; 94/127) indicou que isso era importante para que os animais não prenhes fossem reinseminados prontamente para reduzir o intervalo entre partos e 17% (22/127) indicaram que a informação seria utilizada pelo agricultor para um planeamento precoce.

De um modo geral, os profissionais de saúde animal concordaram que a utilização de kits P4 em vários aspectos da gestão reprodutiva melhoraria a eficiência reprodutiva nas explorações leiteiras (Figura 4.9).

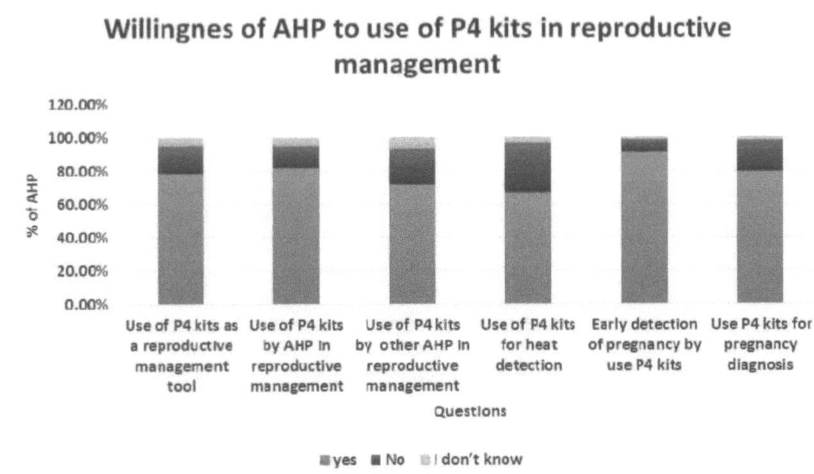

Figura 4. 9: Disponibilidade da AHP para utilizar os kits P4 como ferramenta de gestão reprodutiva

4.4.6 Disponibilidade dos produtores de leite para a utilização de P4 no maneio reprodutivo.

Depois de terem sido informados sobre as possíveis aplicações dos kits P4 no maneio reprodutivo durante a entrevista, a maioria dos agricultores (76%; 19/25) indicou que achava que os kits melhorariam a eficiência reprodutiva, especialmente através da deteção precoce da gravidez, e 72% (18/25) utilizá-los-iam no maneio reprodutivo geral das suas explorações. Além disso, 56% (14/25) indicaram que outros agricultores também utilizariam os kits, uma vez que estes melhorariam a eficiência reprodutiva nas explorações.

Uma pequena percentagem de agricultores (12%; 3/25) utilizaria os kits P4 para a deteção do cio. Contrariamente à deteção do cio, 88% dos agricultores estavam dispostos a utilizar os kits P4 para a deteção da gravidez, a fim de reduzir os dias abertos das vacas em caso de inseminação falhada. A maioria dos agricultores (88%; 23/25) indicou que gostaria de saber o resultado de uma inseminação após um mês, enquanto 12% gostariam de saber o resultado após 2 meses (Figura 4.10).

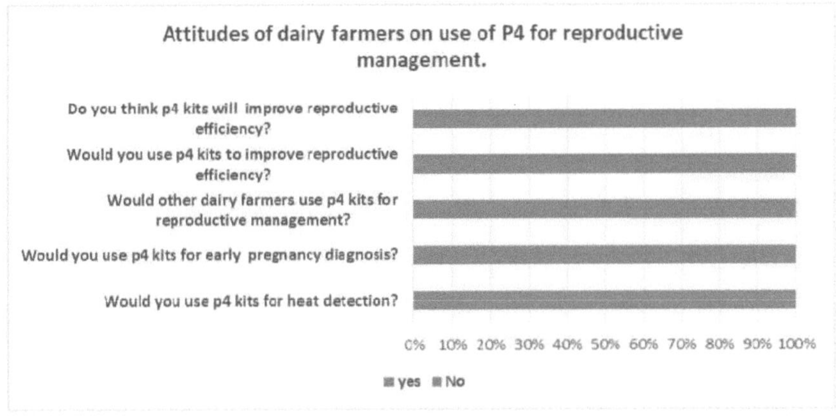

Figura 4. 10: Disposição dos produtores de leite para utilizar os kits P4 no maneio reprodutivo.

4.4.7 Práticas de gestão reprodutiva do AHP sobre a utilização do P4 para a gestão reprodutiva.

A maioria dos Técnicos de IA oferecia serviços de IA (94%), seguidos pelos AHAs (79%) e depois pelos Veterinários (33%). A proporção de Técnicos de IA que oferecia serviços de IA era mais elevada (p<0,0001) do que a de AHAs e Veterinários (Figura 4.11).

Todas as AHP que ofereciam serviços de inseminação artificial usavam sinais de cio para detetar o cio e nenhuma delas usava nem auxiliares de deteção de cio nem kits P4. A maioria dos profissionais (74%; 57/127) utilizou a regra AM-PM para determinar o momento da inseminação. Pelo menos 26% (20/77) dos AHP que ofereciam serviços de IA tinham servido uma vaca que não estava em cio. Uma grande parte destes (80%; 16/20) atribuiu este facto à confiança dos agricultores no momento em que o cio foi observado e que, quando se aperceberam que a vaca não estava em cio, já tinham descongelado o sémen. Os restantes 20% (4/20) atribuíram este facto à longa distância até à exploração, às condições climatéricas desfavoráveis e aos desafios de ir às explorações à noite.

O diagnóstico de gravidez foi efectuado por 77% (98/127) dos AHP. Todos eles utilizaram o método de palpação trans-rectal aos 4 meses após a inseminação (60%), 2 meses após a inseminação (26%) e 11% após 1 mês após a inseminação (11%) (Figura 4.12).

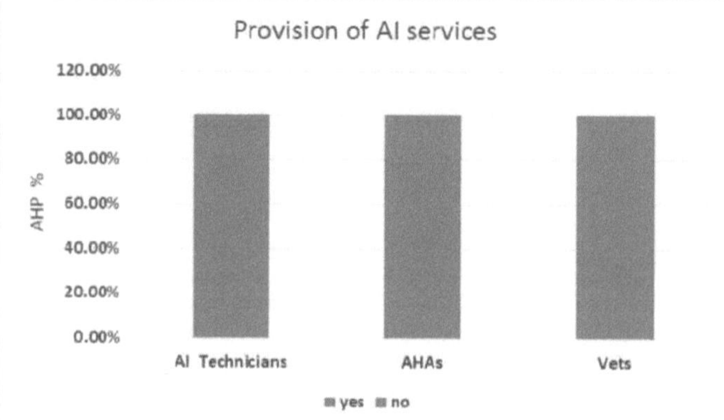

Figura 4. 11: Proporção de AHP que oferecem serviços de IA.

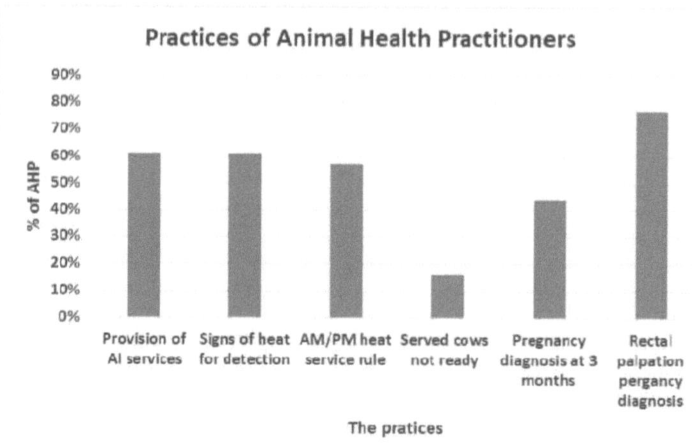

Figura 4. 12: Práticas de gestão reprodutiva efectuadas pela AHP

4.4.8 Práticas de gestão reprodutiva dos produtores de leite sobre a utilização de P4 na gestão reprodutiva.

Todos os produtores de leite entrevistados utilizavam apenas a inseminação artificial para a reprodução. Utilizavam principalmente Técnicos de Saúde Animal (TSA) (92%) e raramente Veterinários (8%). O método de deteção do cio utilizado por todos os produtores foi o dos sinais de cio observáveis nos animais. Os sinais utilizados por todos os criadores incluíam: a inquietação do animal, o mugido frequente e a diminuição da produção de leite. Para além destes, 52% (13/25) dos criadores utilizaram a posição de pé para ser montada e

58% (14/25) a secreção clara de muco vulvar como sinais de que a vaca estava em cio. A maioria dos criadores (88%; 22/25) referiu que as suas vacas eram normalmente servidas 12 horas após o início do cio e os restantes indicaram que os seus animais eram normalmente servidos 6 horas após a deteção do cio.

Todos os produtores assumiram que os animais inseminados estavam prenhes se não voltassem ao cio, enquanto uma pequena percentagem (16%) também indicou que se um animal inseminado tivesse uma descarga sanguinolenta da vulva nos 7 dias após o cio, a inseminação era considerada como tendo falhado. Oitenta e oito por cento dos produtores de leite telefonavam normalmente à AHP 3 meses após a inseminação para confirmar a gravidez, enquanto os restantes esperavam que o animal inseminado voltasse ao cio (Figura 4.13).

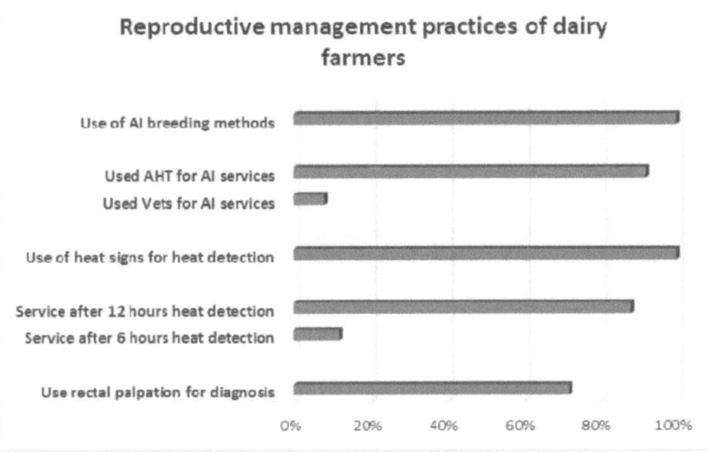

Figura 4. 13: Práticas de gestão reprodutiva dos produtores de leite
4.4.9.1 Medidas de eficiência reprodutiva utilizadas pelos agricultores
Os produtores de leite enumeraram os parâmetros que utilizavam para medir a eficiência reprodutiva nas suas explorações e os valores que consideravam óptimos (Figura 4.14). Estes incluíam: um intervalo ótimo entre o parto e a conceção de 90 dias (44%; 11/25), 2 serviços por conceção (24%; 6/25), 50% das fêmeas reprodutoras grávidas em qualquer altura (16%; 4/25) e uma idade óptima ao primeiro parto de 3 anos (16%; 4/25) (Figura 4.14).

Todos os agricultores indicaram que abateram as vacas com fraco desempenho reprodutivo depois de terem procurado a intervenção da AHP. Eles abateram esses animais porque estavam a incorrer em custos de gestão, mas os animais eram inférteis e improdutivos.

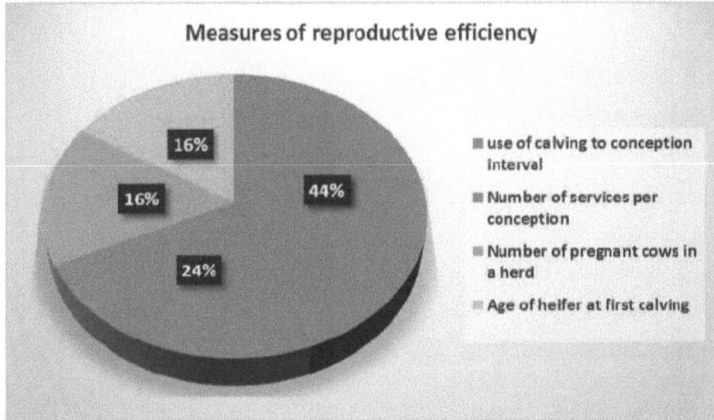

Figura 4. 14: Índices reprodutivos utilizados pelos agricultores como indicadores de eficiência

reprodutiva

4.4.9 Comparação dos conhecimentos, atitudes e práticas dos AHP sobre a utilização de kits P4 para deteção de cios e diagnóstico de gravidez

Nenhum dos AHP utilizou kits P4 para a deteção de cio, no entanto, 42% tinham conhecimento destes kits e 67% utilizá-los-iam se lhes fossem disponibilizados. Nenhuma das AHP utilizou os kits P4 para o diagnóstico de gravidez, embora 46% tenham conhecimento da utilização destes kits e 80% utilizá-los-iam se lhes fossem disponibilizados (Figura 4.15).

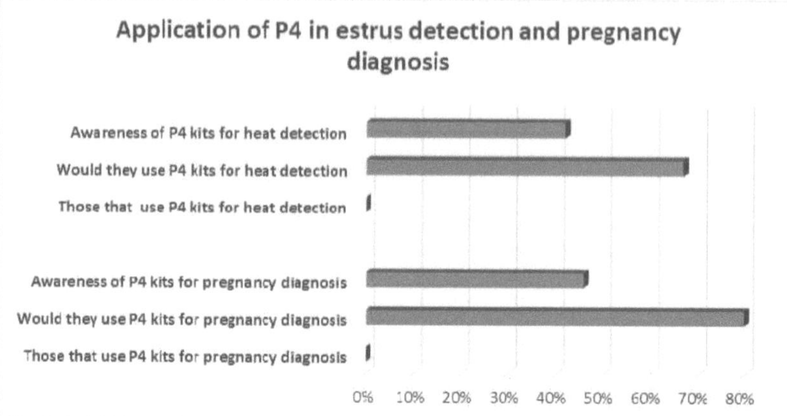

Figura 4. 15: Conhecimentos, atitudes e práticas da AHP sobre a utilização de kits P4 na deteção de cios e no diagnóstico de gravidez.

4.4.10 Conhecimentos, atitudes e práticas dos produtores de leite sobre a utilização de kits P4 para a deteção de cios e o diagnóstico de gravidez.

Nenhum dos produtores de leite conhecia os kits P4 para a deteção do cio. Apenas 12% deles indicaram que utilizariam o kit P4 para a deteção do cio. Apenas uma pequena percentagem (4%) dos produtores de leite tinha conhecimento dos kits P4 para o diagnóstico de gravidez e 88% indicaram que utilizariam esta tecnologia para o diagnóstico de gravidez, especialmente se o resultado da inseminação fosse conhecido no prazo de 24 dias após o serviço. Nenhum estava atualmente a utilizar esta tecnologia para o diagnóstico de gravidez (Figura 4.16). Não houve associação entre o nível de educação do agricultor e a atitude sobre o uso de kits P4 para deteção de cio e diagnóstico de gravidez (p>0,05).

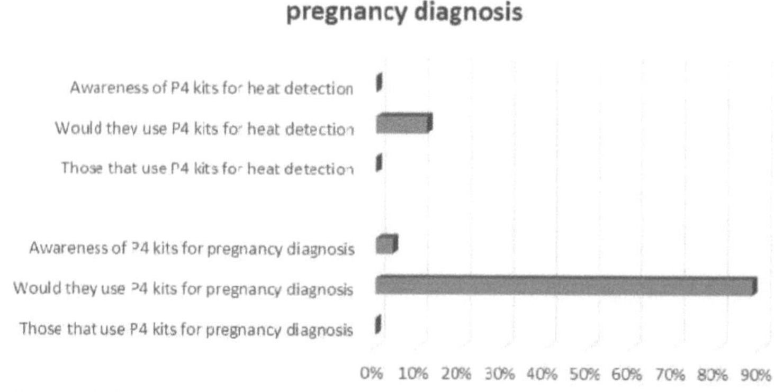

Figura 4. 16: Conhecimentos, atitudes e práticas dos produtores de leite sobre a utilização de kits P4 para a deteção de cios e o diagnóstico de gravidez.

CAPÍTULO 5

5.0 DISCUSSÃO

O sector dos lacticínios no país registou um enorme crescimento e desenvolvimento durante a última década. É provável que esta tendência se mantenha, uma vez que os agricultores emergentes são mais conhecedores e se espera que os animais sejam mantidos para produzirem de forma óptima. Consequentemente, a adoção de várias tecnologias para ajudar nas decisões de gestão nas explorações agrícolas será cada vez mais comum. No presente estudo, os níveis de progesterona no sangue foram determinados por ELISA em várias categorias de bovinos, a fim de estabelecer dados de base sobre os perfis de progesterona em bovinos leiteiros no Quénia.

Os níveis de progesterona foram anteriormente utilizados no apoio à decisão no maneio reprodutivo de bovinos leiteiros, sendo que os níveis circulantes indicam o que está a acontecer no ciclo reprodutivo da vaca (Friggens *et al.*, 2008). Os níveis determinados serão o indicador do estado reprodutivo e podem, por conseguinte, ser utilizados na tomada de decisões. É provável que os valores de progesterona determinados e, por conseguinte, os níveis de inferência para a tomada de decisões, possam ser influenciados por vários factores. De facto, estudos indicam que a raça, o peso corporal, o plano de nutrição e a condição corporal podem afetar os níveis de P4 circulante (Folman *et al.*, 1973; Battochio *et al.*, 1998; Mann *et al.*, 2005; Rodrigues *et al.*, 2010). Por conseguinte, é plausível que os níveis determinados noutros locais possam não ser representativos das condições no Quénia. Devido à potencial utilização dos níveis de P4 circulante no apoio à decisão para a gestão reprodutiva do gado leiteiro, a fim de aumentar a precisão das interpretações efectuadas, o presente estudo determinou os níveis de P4 no plasma do gado leiteiro no país. À semelhança de outros estudos (Schomberg *et al.*, 1967; Stabenfeldt *et al.*, 1969; Donaldson *et al.*, 1970; Henricks *et al.*, 1970, Hill *et al.*, 1970, Shemesh *et al.*, 1971; Folman *et al.*, 1973; Agarwal *et al.*, 1980; Nebel *et al*, 1987; Friggens e Chagunda, 2005; Friggens *et al.*, 2008; Naik *et al.*, 2013), os níveis de P4 foram inferiores a 2 ng/ml na fase folicular, no estro e em novilhas anestrosas e variaram de 5 a 9 ng/ml na fase lútea de vacas não prenhes e prenhes. Os animais em fase folicular e em cio são deficientes em tecido lúteo, a principal fonte de P4, uma vez que o CL do ciclo anterior sofreu lise (Nebel *et al.*, 1987; Orchard, 2007). Quando o animal entra em cio e ovula, o CL se desenvolve e cresce, a fase lútea do ciclo estral, com produção de P4 até que ocorra a luteólise e um novo ciclo se inicie (Nebel *et al.*, 1987; Orchard, 2007). Por outro lado, se o animal for acasalado com sucesso, ocorre o reconhecimento materno da gestação, prolongando o tempo de vida do CL do ciclo estral, que passa a ser o CL da gestação e continua a produzir P4 para a manutenção da gestação (Spencer *et al.*, 2009).

Um estudo anterior realizado no Quénia (Hoka *et al.*, 2008), encontrou níveis de P4 quase duas vezes mais elevados do que os encontrados no presente estudo, tanto na fase lútea como no primeiro trimestre de gestação. Esse estudo mediu os níveis de P4 no leite usando RIA. Os níveis mais elevados de P4 são detectados no leite devido à elevada solubilidade das hormonas esteróides na fração gorda do leite, e os resultados desse estudo são apoiados pelos de Ginther *et al.* (1976) e Marcos *et al.* (2008), que encontraram níveis de P4 no leite quase duas vezes mais elevados do que no plasma em amostras colhidas ao mesmo tempo no mesmo animal. No entanto, os perfis de P4 no plasma sanguíneo determinados no presente estudo são comparáveis aos observados noutros estudos e podem, por conseguinte, ser utilizados de forma fiável para apoiar a tomada de decisões no maneio reprodutivo de bovinos leiteiros para melhorar a produtividade.

O valor, a adoção e a aplicação de instrumentos de diagnóstico para a tomada de decisões de gestão dependem, em grande medida, entre outras coisas, da disponibilidade, do custo e da facilidade de utilização do instrumento. Foram utilizados vários métodos, como o radioimunoensaio, o imunoensaio enzimático e os ensaios de quimioluminescência, para determinar a P4 no sangue e/ou no leite, para indicar a fase do estro e também o estado de gestação dos bovinos. No entanto, estes métodos têm limitações que vão desde a necessidade de instalações laboratoriais, ao facto de consumirem muito tempo, serem dispendiosos e talvez perigosos (Posthuma-Trumpie *et al.*, 2009). Os ensaios imunoenzimáticos de fluxo lateral, por outro lado, são testes qualitativos, semi-quantitativos e quantitativos que podem ser utilizados em ambientes não laboratoriais, semelhantes aos encontrados nos sistemas leiteiros de pequenos produtores no Quénia. Os LFIAs têm sido utilizados para vários fins de diagnóstico, incluindo a determinação de P4 no leite para avaliar o cio e o estado de gravidez em gado leiteiro (Samsonova *et al.*, 2015; Waldmann e Raud, 2016). A informação sobre a utilização de LFIAs na avaliação dos níveis de P4 circulante no sangue de bovinos leiteiros, e especialmente no sangue total de bovinos leiteiros, é escassa. No presente estudo, os níveis de progesterona foram determinados no sangue total em várias fases reprodutivas de bovinos leiteiros no Quénia, e os valores foram comparados com os detectados ao mesmo tempo na mesma amostra por ELISA. É biologicamente expetável que os níveis de progesterona sejam baixos ou elevados em diferentes fases do ciclo reprodutivo (Rioux e Rajotte, 2004; Otava *et al.*, 2007; Cooke e Arthington, 2009; Osman *et al.*, 2012). Utilizando LFIAs, a determinação dos níveis de P4 numa amostra baseia-se na intensidade da cor da linha de teste na tira LFIA, e a quantidade de P4 na amostra é inversamente proporcional à intensidade da cor da linha de teste. São esperados níveis baixos de P4 em animais pré-púberes, na fase folicular, no cio, uma semana após o parto e no primeiro dia após a inseminação (Nebel *et al.*, 1987; Safronova *et al.*, 2012). No presente estudo, estas categorias de animais corresponderam a uma intensidade de cor elevada das linhas de teste nas tiras LFIA, indicativas de níveis baixos de P4. A intensidade da cor da tira LFIA foi baixa, indicativa de altos níveis de P4, na fase lútea e em animais prenhes, como é esperado fisiologicamente (Nebel *et al.*, 1987; Safronova *et al.*, 2012).

Os níveis baixos de P4 foram representados por pontuações LFIA de 1 a 2 e os níveis elevados de P4 por pontuações de 2,5 a 3. As pontuações das tiras LFIA para os níveis de P4 foram comparadas com os valores quantitativos de P4 determinados por ELISA. Verificou-se uma elevada concordância nos resultados da LFIA e do ELISA para P4 (r 0,95; kappa 0,93), com as pontuações 1 a 2 a representarem 0 a 4 ng/ml e as pontuações 2,5 a 3 a indicarem níveis de P4 de 4 a 10 ng/ml. Estes resultados indicam que o LFIA é fiável na deteção dos níveis de P4 no sangue total. Além disso, a elevada diferença estatística entre todas as pontuações da LFIA (1, 2 e 3; p<0,0001) confirma ainda que a LFIA pode ser utilizada para determinar os níveis de P4 no sangue total de bovinos leiteiros em várias fases do ciclo reprodutivo. Waldmann e Raud, (2016) e Safronova *et al.* (2012) também verificaram que as pontuações elevadas de intensidade de cor da tira LFIA de 1 a 2 correspondiam a níveis de P4 que variavam de 0-4ng/ml, enquanto as pontuações baixas de intensidade de cor de 2,5 a 3 correspondiam a níveis de P4 que variavam de 4,1 a 10ng/ml.

Apesar da capacidade do LFIA para diferenciar de forma fiável os níveis altos e baixos de P4 no sangue total, a interpretação dos resultados no ponto de transição entre P4 alto e baixo pode não ser concisa. O valor de corte para P4 alto e baixo no presente estudo foi de 4ng/ml, tal como recomendado por Friggens *et al.* (2008), o que corresponde a uma pontuação LFIA de 2 ou inferior. No entanto, em alguns casos, as pontuações LFIA de 2,5, que deveriam ter representado níveis elevados de P4 de acordo com o valor de corte, eram compatíveis com níveis baixos de P4, conforme determinado pelo ELISA. Isto indica que a interpretação das pontuações na interface entre P4 alto e baixo pode dar uma baixa proporção de resultados falsos positivos. Inicialmente, pensou-se que a discrepância se devia a uma sobreposição na leitura das intensidades de cor para níveis baixos e altos de P4 em pontuações LFIA de 2 e 2,5. A leitura da intensidade da cor no LFIA é feita visualmente e, consequentemente, a precisão pode ser subjectiva. No entanto, foram feitas e digitalizadas imagens das tiras do LFIA e a intensidade da cor das linhas de teste e de controlo foi quantificada por um analisador de imagens para excluir a subjetividade da pontuação visual. Uma vez que esta quantificação das tiras confirmou a discrepância das leituras, especulou-se que poderia haver reatividade cruzada de componentes individuais do sangue animal em alguns animais com locais de anticorpos P4 nas tiras LFIA (comunicação pessoal). Isto indica, portanto, que um resultado de LFIA de 2,5 pode não ser um indicador fiável dos níveis relativos de P4 no sangue e que essas amostras devem ser novamente verificadas para um diagnóstico confirmatório do estado reprodutivo. Apesar disso, a sensibilidade do LFIA foi de 98% com uma exatidão de 95%. A concordância Kappa entre o LFIA e o ELISA foi de 0,93, com um coeficiente de correlação de 0,95. A especificidade do teste LFIA foi de 92%. Estes valores do parâmetro de diagnóstico LFIA comparam-se favoravelmente com os obtidos anteriormente utilizando leite para a determinação de P4 por LFIA (Samsonova *et al.*, 2015; Waldmann e Raud, 2016). O imunoensaio de fluxo lateral é, portanto, fiável na determinação dos níveis de P4 no sangue total durante as diferentes fases do ciclo reprodutivo em bovinos leiteiros.

Os níveis de progesterona, determinados no presente estudo por ELISA, foram mais elevados nos animais prenhes do que nos animais não prenhes em fase lútea. No entanto, os níveis de P4, detectados pelo LFIA, não diferiram entre os animais em fase lútea prenhes e não prenhes. Embora não estivesse disponível uma explicação para estes resultados do ELISA, os resultados do LFIA no presente estudo são apoiados pelos resultados de Ghanem e Nishibori, (2015) que relataram uma semelhança nos níveis de P4 de vacas prenhes e não prenhes com função lútea normal. O estágio mais avançado de gestação nos animais do presente estudo foi de 230 dias e os níveis de P4 variaram de 7,9 ng/ml a 10,5 ng/ml. Embora não estatisticamente diferentes, os níveis mais baixos de P4 foram registados em gestações mais precoces e os níveis mais elevados em gestações mais avançadas. Provavelmente, se o tamanho da amostra tivesse sido maior e se tivessem sido incluídos na amostra mais animais com gestação tardia, poderiam ter sido observadas diferenças nos níveis de P4 em diferentes fases da gestação. Estes resultados foram semelhantes aos de Mukasa- Mugerwa e Tegegne, (1989) que documentaram uma variação significativa dos níveis de P4 ao longo do período de gestação, os níveis de P4 no plasma aumentam significativamente no segundo e terceiro trimestres de gestação.

Um fator limitante da tira LFIA é que a pontuação a olho nu pode ser subjectiva. Para resolver este problema, o presente estudo digitalizou a intensidade das linhas de teste utilizando um scanner e os sinais de intensidade quantificados por um analisador de software de imagem para obter resultados objectivos, mas isto aumenta o tempo necessário para obter resultados.

A adoção de ferramentas de diagnóstico nas decisões de maneio reprodutivo em bovinos leiteiros depende muito da vontade das partes interessadas da indústria leiteira em adquirir e utilizar as ferramentas. Por conseguinte, era fundamental avaliar os conhecimentos, as atitudes e as práticas (CAP) dos profissionais de saúde animal e dos produtores de leite sobre a utilização de P4 no maneio reprodutivo. Essa informação pode ajudar a identificar as lacunas de conhecimento que precisam de ser preenchidas, os padrões de comportamento na utilização de ferramentas de diagnóstico e as práticas de gestão reprodutiva dos produtores de leite que influenciariam a adoção da tecnologia LFIA. Com base na informação do CAP, tanto os agricultores como os AHP tinham conhecimentos sobre práticas adequadas de maneio reprodutivo, embora não pudessem aplicar algumas delas devido a vários desafios, principalmente o custo financeiro envolvido. No entanto, os seus conhecimentos e práticas de tecnologias de reprodução assistida, para além da IA, eram limitados.
Estas partes interessadas do sector leiteiro tinham conhecimentos adequados sobre os sinais observáveis que os animais em cio. No entanto, apenas cerca de metade dos agricultores e AHP usaram a posição de pé para ser montado como um sinal primário para determinar se um animal estava em cio. O desafio de os produtores de leite não usarem a posição de pé para ser montado como o principal sinal de cio também foi relatado anteriormente (Eklundh, 2013). No presente estudo, especulou-se que a falha na observação do comportamento de monta se deveu à natureza intensiva dos sistemas leiteiros de pequenos produtores, comum no Quénia, em que os animais são confinados cada um no seu próprio estábulo com espaço limitado, o que compromete a expressão natural dos sinais de cio (Staal *et al.*, 2008; Muia *et al.*, 2011). A utilização de kits rápidos de P4 , juntamente com os sinais de cio, ajudará a aumentar a eficiência e a precisão da deteção de cio nestes sistemas de produção. Além disso, os conhecimentos e as práticas sobre as horas recomendadas para o controlo do cio numa manada, que é de pelo menos três vezes por dia durante 30 minutos cada dia (Negussie *et al.*, 2002; Galloway e Perera, 2003), eram limitados entre os produtores de leite. Pensou-se que isso se devia à incapacidade dos produtores de dividir a mão de obra necessária para a deteção do cio devido a limitações de custos. Os próprios agricultores podem também não ser capazes de investir o tempo necessário na deteção de calor, uma vez que a produção de leite não é a atividade principal para a maioria deles, como se viu no estudo, para além de muitos estarem fora da exploração durante uma quantidade significativa de tempo durante o dia, ocupando-se de outras actividades. Por conseguinte, a utilização dos kits P4 ajudará muito estes agricultores a aumentar a eficiência da deteção de calor nas suas explorações a um custo acessível.
A inseminação artificial estava a ser amplamente utilizada na reprodução, como indicado pelo grande número de AHP que oferecem estes serviços em todo o país e também pelas práticas dos produtores de leite. Em contrapartida, o conhecimento e a adoção de outras tecnologias, como a transferência de embriões (TE) e a utilização de kits P4, eram muito baixos. A inseminação artificial tem sido documentada como a tecnologia de reprodução assistida mais bem sucedida e amplamente adoptada (Rodriguez-Martinez, 2012), como também relatado no presente estudo. A indústria leiteira no Quénia ainda tem algum caminho a percorrer em termos de melhoria da base genética, e atualmente a IA continua a ser a tecnologia de reprodução mais viável e acessível para o conseguir. Embora o sector leiteiro esteja a passar por um rápido crescimento e transformação, a adoção de outras tecnologias, como a ET, continua a ser baixa e cara. A maioria dos AHP e dos agricultores também conhecia a regra AM/PM de servir os animais em relação ao início do cio. No entanto, a determinação definitiva do momento do início do cio foi o principal desafio que impediu a utilização desta regra AM/PM. Os animais que iniciam o cio ao fim da tarde ou à noite podem ser informados no dia seguinte pelos criadores de que iniciaram o cio nessa mesma manhã. Esta informação faz com que o momento da IA seja impreciso. Consequentemente, a adoção de kits P4 para a deteção do cio permitiria confirmar o estado do cio dos animais apresentados para a IA.
Os profissionais de saúde animal tinham conhecimento de que o estado do cio da vaca e o momento da IA eram factores determinantes para o êxito da IA. As taxas de conceção são geralmente elevadas quando estes dois factores são corretos, o que poderia ser aumentado com a utilização de kits P4 rápidos, que seriam utilizados para determinar com precisão o estado do cio antes da IA. A determinação do estado do cio através da utilização de kits P4 asseguraria também que apenas os animais que estão em cio fossem servidos, reduzindo assim os custos incorridos pelos agricultores devido a inseminações repetidas causadas por servir animais que não estão em cio, como referido por alguns AHP.
O intervalo entre o parto e a conceção é um parâmetro importante para atingir o intervalo ótimo entre partos de 365-400 dias (Hernandez *et al.*, 2001), que era do conhecimento de uma maior proporção de produtores de leite e de AHP. Pelo menos um quarto deles indicou que utilizava um período de espera voluntário de 90 dias nas suas explorações, uma vez que esse era o período em que a maioria dos animais pós-parto apresentava cio pela primeira vez. Noventa dias é o ponto de corte recomendado se se quiser atingir um IC de 365 dias. Caso

contrário, a reprodução dos animais mais cedo do que isso seria a prática desejável. O recomeço tardio da ciclicidade ovárica e a deteção subóptima do cio foram apontados como os principais desafios que causam intervalos longos entre o parto e a conceção (Ill-Hwa e Hyun-Gu, 2006). Isto pode ser ultrapassado através da utilização de kits P4 45 dias após o parto ou mais cedo para determinar se o animal retomou a ciclicidade e monitorizar o seu ciclo para saber quando esperar o cio.

Os conhecimentos dos AHP e dos produtores de leite sobre a possibilidade de determinar a gravidez antes do início do ciclo estral seguinte eram limitados, embora todos eles indicassem que gostariam de saber o resultado de uma inseminação um mês após a inseminação. Os kits P4 rápidos podem, por conseguinte, ser utilizados para indicar o resultado de uma inseminação 18-24 dias (o período equivalente à duração do ciclo estral de um animal, se for conhecido) após a inseminação, antes do início do ciclo estral seguinte, de modo a que possam ser tomadas medidas corretivas com a devida antecedência.

Os kits LFIA são uma nova tecnologia no Quénia, tal como indicado pelos baixos níveis de conhecimento, bem como pelo facto de nenhum dos intervenientes da indústria leiteira os utilizar atualmente na gestão reprodutiva do gado leiteiro. No entanto, uma maior proporção de produtores de leite e de AHP indicou que estaria disposta a utilizar estes kits rápidos na gestão reprodutiva do gado leiteiro. A disponibilidade das partes interessadas da indústria leiteira para utilizar o kit de ensaio de fluxo lateral e os elevados níveis de formação das partes interessadas da indústria leiteira são indicadores de que a adoção do LFIA seria elevada. Com mais formação e sensibilização para a utilização e a importância destes kits, a sua utilização para apoio à decisão no maneio reprodutivo de bovinos leiteiros pode aumentar.

CONCLUSÕES

1. O estudo estabeleceu dados de base para os perfis P4 no gado leiteiro queniano, que foram considerados semelhantes aos relatados noutros estudos noutros locais.

2. Os resultados do presente estudo mostram que o kit de imunoensaio de fluxo lateral para P4 é um método fiável para a determinação dos níveis de P4 no sangue total em diferentes fases do ciclo reprodutivo de bovinos leiteiros.

3. Devido à sua facilidade de utilização, o kit LFIA pode ser utilizado no local de tratamento para determinar os níveis sanguíneos de P4 para a gestão reprodutiva de bovinos leiteiros.

4. As partes interessadas na indústria do gado leiteiro estão dispostas a adotar ferramentas de apoio à decisão, como o LFIA, para a gestão reprodutiva das suas explorações, com vista a uma maior produtividade.

RECOMENDAÇÕES

1. Sensibilizar para a utilização de instrumentos de apoio à decisão, como o LFIA, na gestão reprodutiva do gado leiteiro.

2. Mais estudos sobre a utilização do LFIA no local de prestação de cuidados para a gestão reprodutiva de bovinos leiteiros, a fim de avaliar o impacto real na eficiência reprodutiva.

REFERÊNCIAS

Agarwal S.P., Agarwal V.K. e Ahmad A. (1980): Serum progesterone concentration in Zebu cows during pregnancy. Indian Journal of Animal Science **50: 706-709**.

Althouse G. (2007): Inseminação Artificial. In: Schatten, H. e Constantinescu, G.M. Comparative Reproduction Biology, 5th edition pp.159-169. Oxford: Blackwell Publishing Limited.

Al-Yousif Y., Anderson J., Chard-Bergstrom C. e Kapil S. (2002): Desenvolvimento, avaliação e aplicação de um imunoensaio de fluxo lateral (imunocromatografia) para a deteção de rotavírus em amostras fecais de bovinos. Journal of Immunology **9: 723-724**.

Ambrose D.J., Radke B., Pitney P.A. e Goonewardene L.A. (2007): Evaluation of early conception fator lateral flow test to determine non-pregnancy in dairy cattle. Canadian Veterinary Journal **48: 831-835**.

At-Taras E.E. e Spahr S.L. (2001): Deteção e caraterização do cio em bovinos leiteiros com um detetor eletrónico de cio e uma etiqueta eletrónica de atividade. Journal of Dairy Science **84: 792-798**.

Balakrishnan M., Chinnaiya G.P., Nair P.G. e Jaganadha A. R. (1986): Studies on serum progesterone levels in Zebu crossed Holstein heifers during pre and peri-pubertal periods. Animal Reproduction Science Journal **11: 11-15**.

Barnes M.G. (2001): Principles and Practices in Bovine Reproduction: Reproduction and Lactation, 5th edition pp. 500-533, Blacksburg Publishers.

Battochio M., Gabaia G., Mollo M.C., Veronesi F., Soldano G.B. e Cairoll F. (1998): Concordância entre a classificação ultra-sonográfica do corpo lúteo e a concentração plasmática de progesterona em vacas leiteiras. Theriogenology Journal **51: 1059-1069**.

Bebe B.O., Udo H.M.J., Rowlands G.J. e Thorpe W. (2003): Smallholder dairy systems in the Kenya highlands: cattle population dynamics under increasing intensification. Livestock Production Science **82: 211-221**.

Billings R.A. (2002): Fatores que influenciam a eficiência reprodutiva de rebanhos leiteiros na República Dominicana. Dissertação de Mestrado. Tese de Mestrado. Universidade Estadual da Virgínia.

Cavanagh A.C. (1996): Identificação do fator de gravidez precoce como chaperonina 10: implicações para a compreensão do seu papel. Reviews of Reproduction **1: 28-32**.

Chang, C.F. e Estergreen V.L. (1983): Desenvolvimento de um imunoensaio enzimático direto da progesterona do leite e sua aplicação ao diagnóstico de gravidez em vacas. Journal of Biochemistry **41: 95-173**.

Cooke R.F. e Arthington J.D. (2009): Concentrações de progesterona no plasma como critério de puberdade para novilhas cruzadas Brahman. Journal of Livestock Science **123:101-105**.

Corner G.W. e Allen W.M. (1929): The physiology of corpus luteum. Journal of Physiology **92: 174-188**.

Curley K.O., Neuendorff D.A., Lewis A.W., Cleere J.J., Welsh T.H. e Randel R.D. (2008): Functional characteristics of the bovine hypothalamic-pituitary-adrenal axis vary with temperament (Caraterísticas funcionais do eixo hipotálamo-pituitária-adrenal bovino variam com o temperamento). Hormone Behaviour Journal **53: 20-27**.

Dalton C.J. (2011): Estratégias para o sucesso na deteção de cio e inseminação artificial. Advances in Dairy Technology Journal **23: 215-229**.

Dalton C.J., Nadir S., Bame J.H., Noftsinger M., Nebel R.L. e Saacke R.G. (2001): Effect of time of insemination on number of accessory sperm, fertilization rate, and embryo quality in non lactating dairy cattle. Journal of Dairy Science **84: 2413-2418**.

Dingwell R.T., Wallace M.M., Mclaren C.J., Leslie C.F. e Leslie K.E. (2006): An evaluation of two indirect methods of estimating bodyweight in Holstein calves and heifers. Journal of Dairy Science **89: 3992-3998**.

Dinskin M.G e Sreenan J. M. (2000): Expressão e deteção de estro em bovinos. Journal of Reproduction, Nutrition and Development **40: 481-491**.

Dobson H., Walker S.L., Morris M.J., Routly J.E. e Smith R.F. (2008): Why is it getting more difficult to successfully artificially inseminate dairy cows? Journal of Animal Science **90:1104-1111**.

Donaldson L.E., Bassett J.M. e Thorburn D.G. (1970): Peripheral plasma progesterone concentration of cows during puberty, estrous cycle, pregnancy and lactation, and the effects of under-nutrition or exogenous oxytocin on progesterone concentration. Journal of. Endocrinology. **48:** 599-600.

Dorniak P., Bazer F.W. e Spencer T.E. (2013): Papel biológico do interferão tau na função endometrial e alongamento do conceptus. Journal of Animal Science 91:1627-1638.

Dransfield M.B.G., Nebel R.L., Pearson R.E. e Warnick L.D. (1998): Timing of insemination for dairy cows identified in estrus by a radio telemetric estrus detection system. Journal of Dairy Science 81: 1874-1882.

Edgar D.G. (1953): The chemical assay of progesterone. Biochemistry Journal **54:**50-55.

Edmonson A.J., Lean I.J., Weaver L.D., Farver T. e Webster G. (1989): Um gráfico de pontuação da condição corporal para Holstein Friesian. Journal of Dairy Science **72:** 68-78.

Eicker S.W., Grohn Y.T. e Hertl J.A (1996): The association between cumulative milk yield, days open and days to first breeding in New York Holstein Cows. Journal of Dairy Science **79: 235-241.**

Eklundh C. (2013): O uso de inseminação artificial em fazendas leiteiras Peri-urbana e áreas urbanas de Uganda: A study of knowledge, attitude and practices. Universidade Sueca de Ciências Agrícolas (Disponível em http://epsilon.slu.se. Acedido em 20/5/2016).

Elderet P.A., Yeo K.H.J., Lewis J.G. e Clifford J.K. (1987): An enzyme linked immunosorbent assay for plasma progesterone: immobilized antigen approach. Journal of Clinical Chimica Ata 162: 199-206.

Engvall E., Jonsson K. e Perlmann P. (1971): Enzyme-linked immunosorbent assay: Ensaio quantitativo do antigénio proteico, imunoglobulina g, por meio de antigénio marcado com enzima e tubos revestidos com anticorpos. Biochimica Biophysica Ata Protein Structure and enzymology Journal **251:** 427-434.

Esslemont R.J., Kossaibati M.A. e Allcock J. (2001): Economia da fertilidade em vacas leiteiras. British Society of Animal Science Journal **26:** 19-29.

Esslemont R.J. e Peeler E. J. (1993): The scope for raising margins in dairy herds by improving fertility and health. British Veterinary Journal **149:** 537-547.

Folman Y., Miriam Rosenberg, Herz Z. e Davidson M. (1973): Relação entre a concentração plasmática de progesterona e a conceção em vacas leiteiras pós-parto mantidas em dois níveis de nutrição. Journal of Reproduction and Fertility **34:** 267-278.

Organização das Nações Unidas para a Alimentação e a Agricultura (FAO) (2011): Dairy development in Kenya (Desenvolvimento da produção leiteira no Quénia). (www.fao.org/docrep/013/.../al745e00.pdf. Acedido em 20/3/2016).

French P.D. e Nebel R.L. (2003): The simulated economic cost of extended calving intervals in dairy herd and comparison of reproductive management programs. Journal of Dairy Science **86:** 54-56.

Fricke P.M., Alessandro R., Paulo D. C. e Mason C. (2012): Leite vs. Sangue qual o melhor para Previsão de Gravidez em PAG. Departamento de Ciência dos Lácteos da Universidade de Wisconsin- Madison (https://dysci.wisc.edu/Fricke. pdf. Acessado em 10/4/2016).

Friggens N.C. e Chagunda M.G. (2005): Previsão do estado reprodutivo de bovinos com base em medidas de progesterona no leite: descrição do modelo. Theriogenology Journal **64:** 155190.

Friggens N.C., Bjerring M., Ridder C. S., Hojsgaard L. e Larsen T. (2008): Deteção melhorada do estado reprodutivo em vacas leiteiras usando medições de progesterona no leite. Reproduction in Domestic Animals **43:** 113-121.

Galloway D. e Perera O. (2003): Guidelines and recommendations for improving artificial Criação de bovinos em África. Um documento de trabalho do Projeto AFRA III-2-RAF/5/046. (http://www.afra.org/animal breeding. Acedido em 20/4/2016).

Ghanem M.E. e Nishibori M. (2015): Efeitos da estação do ano nos perfis de progesterona plasmática em vacas reprodutoras repetidas. Jornal de Medicina Veterinária **60:** 227-234.

Gillis E.H., Gosling J.P., Sreenan J.M. e Kane M. (2006): Desenvolvimento e validação de um imunoensaio baseado num biossensor para a deteção de progesterona no leite de bovino. Journal of Immunology **267:** 131-138.

Ginther O.J., Nuti L.C., Garcia M.C., Wentworth B.C. e Tyler W.J. (1976): Factores que afectam a concentração de progesterona no leite de vaca e nos produtos lácteos. Journal of Animal Science **42:** 58-60.

Governo do Quénia (GoK) (2010): Plano Diretor Nacional de Laticínios do Quénia:

Ministério do Desenvolvimento Pecuário (www.dairyafrica.com/African dairy portal/.../Kenya dairy master plan. Acedido em 20/5/2016).

Governo do Quénia (GoK) (2012): Estratégia Nacional para a Produção de Lacticínios: Tornar o sector da produção leiteira do Quénia um motor de crescimento competitivo. (www.commsconsult.org/.../National dairy strategy. Acedido em 21/3/2016).

Hafez E.S.E. e Hafez B. (2000): Reproduction in Farm Animals, 7th Edition. Lippincott Williams and Wilkin, Londres.

Hare E., Norman H.D. e Wright J.R. (2006): Trends in calving ages and calving intervals for dairy cattle breed in United States. Journal of Dairy Science **89**: 365-370.

Heersche J.G e Nebel R.L. (1994): Medição da eficiência e da precisão da deteção de cio. Journal of Dairy Science **77**: 2754-2761.

Henderson K.M., Camberis M., Simmons M.H., Starrs W.J. e Hardie A.H. (1994): Aplicação do imunoensaio enzimático para medir as concentrações de sulfato de estrona no leite de vaca durante a gravidez. Journal of Steroid Biochemistry and Molecular Biology **50**: 189196.

Henricks D.M., Dickey J.F. e Niswender G.D. (1970): Serum luteinizing hormone and plasma progesterone levels during the oestrus cycle and early pregnancy in cows. Journal of Biology and Reproduction **2: 346-347**.

Hernandez J., Shearer J.K. e Webb D.W. (2001): Effect of lameness on the calving to conception interval in dairy cows. Journal of the American Veterinary Medical Association **218**: 1611-1614.

Heuwieser W. e Oltenacu P.A. (1997): Avaliação de diferentes protocolos de sincronização de prostaglandinas para melhorar o desempenho reprodutivo em rebanhos leiteiros com baixa eficiência de deteção de cio. Journal of Dairy Science **80**: 2766-2774.

Higgins H.M., Ferguson E., Smith R.F. e Green M.J. (2013): Usando hormônios para gerenciar a fertilidade de vacas leiteiras: The Clinical and Ethical Beliefs of Veterinary Practitioners (As crenças clínicas e éticas dos médicos veterinários). PLoS ONE **8: 1371-1378**.

Hill J.R., Lamond D.R., Henricks D.M., Dickey J.F. e Niswender G.D. (1970): The effects of under nutrition on ovarian function and fertility in beef heifers. Journal of Biology and Reproduction **2**: 78-80.

Hoka A.I., Indetie D., Ng'ang'a Z. e Gicheru M. (2008): Utilização de perfis de progesterona do leite para determinar as causas de deficiências reprodutivas em vacas leiteiras da raça frísia. Jornal Agrícola e Florestal da África Oriental **74**: 71-76.

Holdsworth R.J., Booth J.M., Sharman G.A. e Rattray E.A. (1980): Measurement of progesterone levels in whole and fore-milk from dairy cows. British Veterinary Journal **136**: 546-554.

Holman A.N.J., Thompson J. E., Routly J., Cameron D. N., Jones, D.W., Smith R.F. e Dobson H. (2011): Comparação de métodos de deteção de estro em bovinos leiteiros. Journal of Veterinary Record **169**: 47-49.

Ill-hwa K. e Hyun-Gu. K. (2006): Risk factors for delayed conception in Korean herds. Journal of Veterinary Sciences **7**: 381-385.

Karen A.N.M., Beckers J.F., Bajcsy A.C., Tibold J., Madl I. e Szenci O. (2015): Comparação de um teste ELISA comercial de glicoproteína associada à gravidez bovina e um teste de radioimunoensaio de glicoproteína associada à gravidez para o diagnóstico precoce da gravidez em bovinos leiteiros. Animal Reproduction Science Journal **10**: 1016-1020.

Laitinen M.P.A. e Vuento M. (1996): Immunochromatographic assay for quantitation of milk progesterone. The Journal Ata Chemica **50**: 141-145.

Lanyasunya P.T., Rong H.W., Mukisira A. E. e Abdulrazak A.S. (2006): Perfomance of dairy cows in different livestock production systems on smallholder farms in Bahati Division, Nakuru District, Kenya. Pakistan Journal of Nutrition **5**: 130-134.

LeBlanc S.J. e Leslie K.E. (1998): Medidas de deteção de cio e gravidez em vacas leiteiras após a administração da hormona libertadora de gonadotropina num programa de sincronização do cio baseado na prostaglandina f2a. Journal of Dairy Science **81**: 375-381.

Lonergan P.L., O'Hara P. e Forde N. (2013): Papel da progesterona do diestro na função endometrial e no desenvolvimento do conceptus em bovinos. Journal of Animal Reproduction **10**: 223227.

Lucy M., Green J. e Poock S. (2011): Determinação da gravidez em bovinos: Uma revisão das alternativas disponíveis. In: Proceedings of Applied Reproductive Strategies in Beef Cattle,

Joplin, MO, pp. 367-375.
Maatje K., Loeffler S.H. e Engel B. (1997): Previsão do momento ideal de inseminação em vacas que apresentam sinais visuais de cio através da estimativa do início do cio com pedómetros. Journal of Dairy Science.**80:** 1098-1105.
Mann G.E., Mann S.J., Blache D. e Webb R. (2005): Variáveis metabólicas e concentrações plasmáticas de leptina em vacas leiteiras que apresentam anomalias do ciclo reprodutivo identificadas através da monitorização da progesterona no leite durante o período pós-parto. Journal of Reproduction and Fertility **90:** 330-335.
Marcos G.C., Divakar J.A., John P.K. e Julie A.S. (2008): Comparação de 2 imunoensaios enzimáticos e um radioimunoensaio para medição das concentrações de progesterona no plasma bovino, leite desnatado e leite integral. Canadian Veterinary Journal **72: 32-36**.
Martin S.W., Meek A.H. e Willeberg P. (1987): Veterinary Epidemiology, Principles and Methods. Lowa State University Press, Ames, IA, pp.63-71.
McDowell R.E., Hollon B.F., Camoens J.K. e Van Vleck L.D. (1976): Reproductive efficiency of Jerseys, Red Sindhis and crossbreds. Journal of Dairy Science **59:** 127-136.
Miller S., Morton M.S. e Mote A.T. (1988): Imunodoseamento por quimioluminescência da progesterona no plasma com incorporação de antigénio marcado com éster de acridínio. Journal of Clinical Biochemistry **25:** 27-34.
Ministério do Desenvolvimento da Pecuária e das Pescas MOL&FD (2006): Projeto de política para os lacticínios: Towards a competitive and sustainable dairy industry for economic growth in the 21st century and beyond. Relatório anual.
Mondal S. e Prakash B.S. (2003): Peripheral plasma progesterone concentration in relation to estrus expression in Sahiwal cows. Indian Journal of Physiology and Pharmacology **47:** 8086.
Moore K. e Thatcher W.W. (2006): Principais avanços associados à reprodução em bovinos leiteiros. Journal of Dairy Science **89: 1254-1266**.
Morais R., Valente A., Almeida J.C., Silva A.M., Soares S., Reis, M.J., Valentim R. e Azevedo J. (2006): Estudo concetual de um microssistema implantável para medições de resistência eléctrica e temperatura em vacas leiteiras, adequado à deteção de cios. Sensores Actuadores, **132:** 354-361.
Muhammd F., Sarwar A., Hayat C.S. e Anwar M.I. (2000): Concentração de progesterona no plasma periférico durante o diagnóstico precoce da gravidez em vacas prenhes da raça Holstein. Pakistan Veterinary Journal **20: 2000-2010**.
Muia J.M.K., Kariuki J.N., Mbugua P.N., Gachuiri C.K., Lukibisi L.B., Ayako W.O. e Ngunjiri W.V. (2011): Produção leiteira de pequenos agricultores em alta altitude Nyandarua milk-shed no Quénia: Status, desafios e oportunidades. Livestock Research for Rural Development **23:** 108-120.
Mukasa-Mugerwa E. (1989): A review of reproductive performance of female *Bos indicus* (Zebu) cattle. In International Livestock Centre for Africa Annual Repor 1989. ILCA e ILRAD Publishers, Etiópia.
Mukasa-Mugerwa E. e Tegegne A. (1989): Peripheral progesterone concentration in Zebu (Bos Indicus) cows during pregnancy (Concentração periférica de progesterona em vacas zebuínas (Bos Indicus) durante a gravidez). Journal of Reproduction and Nutritional Development **9:** 303-308.
Murage A.W. e Ilatsia E.D. (2011): Factores que determinam a utilização de serviços de reprodução por pequenos produtores de leite no Quénia Central. Tropical Animal Health and Production **43:** 199207.
Muriuki H., Omore A., Hooton N., Waithaka M., Ouma R. Staal S. e Odhiambo P. (2004): The Policy environment in the Kenya dairy sub-sector: Smallholder Dairy Research and DevelopmentProjectreport2NairobiKenya (http://www.smallholderdairy.org/collaborativereports.htm. Acedido em 10/6/2016).
Mwacharo J.M. e Drucker A.G. (2005): Objectivos de produção e estratégias de gestão dos criadores de gado no sudeste do Quénia: implicações para um programa de melhoramento. Tropical. Animal. Health and Production Journal **37:** 635-652.
Naik B.R., Siva Kumar A.V.N., Bramhaiah K.V., Ravi A. e Praveen V.C. (2013): Níveis de estrogénio e hormona P4 em bovinos Punganur. Jornal de Agricultura e Ciências Veterinárias **2:** 50-53.
Nebel R.L. (2003): Componentes de um programa de deteção de cio bem-sucedido. Journal of

Advanced Dairy Technology **15**: 191-203.

Nebel R.L. (2001): What we know about heat detection. In Principles and Practices in Bovine Reproduction class, pp. 511-540, Blacksburg Publishers.

Nebel R.L. e Jobst S.M. (1998): Avaliação de programas sistemáticos de reprodução de vacas leiteiras em lactação: A Review. Journal of Dairy Science **81**: 1169-1174.

Nebel R.L., Whittier W.D., Cassell, B.G. e Britt J.H. (1987): Comparison of on-farm and laboratory milk progesterone assays for identifying errors in detection of estrus and diagnosis of pregnancy. Journal of Dairy Science **70**: 1471-1476.

Negussie F., Kassa T. e Tibbo, M. (2002): Sinais comportamentais e físicos associados ao cio e alguns aspectos do desempenho reprodutivo em vacas e novilhas Fogera. Tropical Animal Health and Production **34**: 319-328.

Ngigi M.W. (2004). Aproveitando os sucessos da agricultura africana: Smallholder Dairy in East Africa. IFPRI International Food Policy Research Institute, Washington 2020 Focus Paper **6**: 12.

Nordin Y., Zaini N. e Zahari W.M. (2007): Reproductive status following artificial insemination and factors affecting conception rate in dairy cows in smallholder production systems. In: Improving the reproductive management of dairy cattle subjected to Artificial Insemination (Melhorar a gestão reprodutiva do gado leiteiro submetido a inseminação artificial). Agência Internacional de Energia Atómica **38**: 79-91.

Ojango J.M.K e Pollot G.K. (2004): Productivity of Holstein-Friesian dairy cattle in different farming systems in Kenya (Produtividade do gado leiteiro Holstein-Friesian em diferentes sistemas agrícolas no Quénia). International Journal of Agriculture and Rural development **5**: 145-155.

O'Keeffe M., Crabbe P., Salden M., Wichers J., Peteghem C., Kohen F., Pieraccini G. e Moneti G. (2003): Preliminary evaluation of a lateral flow immunoassay device for screening urine samples for the presence of sulphamethazine. Journal of Immunology **278**: 117-126.

Orchard R.G. (2007). Um imunoensaio enzimático de fluxo para a progesterona. Universidade de Waikato. Dissertação de Mestrado (Disponível em http://waikato.researchgateway.ac.nz. Acedido em 25/2/2016).

Osman M.M., El Bayomi K.H.M., Abdoon A.S. e El Nabtitil A.S. (2012): Uso do teste de campo de progesterona (na fazenda) como uma ferramenta para a deteção precoce da gravidez em fazendas leiteiras. Suez Canal Veterinary Medicine Journal **17**: 9-17.

Otava G., Cernescu H.C.M. e Violeta I. (2007): Diagnóstico de gravidez em vacas usando medições de progesterona. Lucrari Stiiniifice Medicina Veterinara **11**: 1030-1045.

Owen E., Kitalyi A. Jayasuriya N. e Smith T. (2005): Livestock and wealth creation: Improving the husbandry of animals kept by resource poor people in developing countries. 1ª edição. Imprensa da Universidade de Nottingham.

Parr M.H., Mullen M.P., Crowe M.A., Roche J.F., Lonergan P. e Evans A.C. (2013): A repetibilidade da sobrevivência do embrião e a relação entre o plasma P4 no início da fase lútea e a sobrevivência do embrião em novilhas leiteiras. Journal of Dairy Science **90**: 1135-1140.

Pemberton R.M., Hart J.P. e Mottram T.T. (2001). Um imunosensor eletroquímico para a progesterona do leite utilizando um sistema de fluxo contínuo. Journal of Biosensors and Bioelectronics **16**: 715-723.

Posthuma-Trumpie G.A. (2008): Para um imunoensaio com reagente seco de progesterona no leite bovino. S, n. Doutoramento em Filosofia, Universidade de Groningen.

Posthuma-Trumpie G.A., Van-Amerongen, A., Korf J. e Van-Berkel, W.J.H. (2009): Imunoensaio de fluxo lateral para deteção de progesterona. Jornal de Biotecnologia **27**: 652654.

Purohit G. (2010). Métodos de diagnóstico de gravidez em animais domésticos: The current status. (http://www.webmedcentral.com/wmcpdf/Article_WMC001 305.pdf. Acedido em 19/3/2016).

Radostits O.M. (1985): Gado leiteiro- Manutenção da eficiência reprodutiva, em saúde do rebanho: A Textbook of Health and Production Management of Agricultural Animals. Saunders Company, Philadelphia.

Rao T.K.S, Kumar N, Kumar P., Chaurasia S. e Patel N.B (2013). Técnicas de deteção de calor em bovinos e búfalos. Veterinary World Journal **6**: 363-369.

Rioux P. e Rajotte D. (2004). Progesterona no leite: uma experiência simples ilustrando o ciclo estral e o imunoensaio enzimático. Avanços no Ensino da Fisiologia **28**: 64-67.

Rodrigues R.O., Trevisanuto C., Cooke R.F. e Vasconcelos J.M.L. (2010): Efeito da perda de peso corporal sobre as concentrações séricas de P4 em vacas leiteiras não lactantes. Theriogenology Journal **69**: 661-667.

Rodriguez-Martinez H. (2012): Técnicas de reprodução assistida para a criação de bovinos nos países em desenvolvimento: uma avaliação crítica do seu valor e limitações. Reprodução nos animais domésticos **47**: 21-26.

Roelofs J.B., Van Eerdenburg, F.J.C.M., Soede N.M. e Kemp B. (2005): Various behavioral signs of estrus and their relationship with time of ovulation in dairy cattle. Theriogenology Journal **63**: 1366-1377.

Romano J.E., Thompson J.A., Kraemer D.C., Westhusin M.E., Forrest D.W. e Tomaszweski M.A. (2007): Early pregnancy diagnosis by palpation per rectum: Influence on embryo/fetal viability in dairy cattle. Theriogenology Journal **67**: 486-493.

Safronova V.A., Samsonova J.V., Grigorenko V.G e Osipov A.P. (2012): Imunoensaio de fluxo lateral para deteção de progesterona. Boletim de Química da Universidade de Moscovo **67**: 241248.

Samsonova J.V., Safronova V.A. e Osipov A.P. (2015): Imunoensaio enzimático de fluxo lateral sem pré-tratamento para deteção de progesterona em leite de vaca integral. Talanta Journal of Analytical Chemistry **132**: 685-688.

Sananikone K., Delwiche M.J., BonDurant R.H. e Munro C.J. (2004): Quantitative lateral flow immunoassay for measuring progesterone in bovine milk. Transactions of American Society of Agricultural Engineers Journal **47**: 1357-1365.

Savela H., Vahtiala S., Lindeberg H., Dahl E., Ropstad E., Beckers J.F. e Saarela S. (2009): Comparação da precisão dos testes de ultrassonografia, P4 e glicoproteína associada à gravidez para o diagnóstico de gravidez em renas semi-domesticadas. Theriogenology Journal **72**: 1229-1236.

Schomberg D. W., Coudert S. P. e Short R. V. (1967): Effects of bovine luteinizing hormone and human chorionic gonadotrophin on the bovine corpus luteum in vivo. Journal of Reproduction and Fertility **14**: 277.

Senger P.L. (1994): The Estrus Detection Problem: New Concepts, Technologies, and Possibilities (O Problema da Deteção de Cio: Novos Conceitos, Tecnologias e Possibilidades). Journal of Dairy Science **77**: 2745-2753.

Sheldon I.M., Wathes D.C. e Dobson H. (2006): The management of bovine reproduction in elite herds. Veterinary Journal **171**: 70-80.

Shemesh M., Lindner H. R. e Ayalon N. (1971): Competitive protein-binding assay of SAVE progesterone in bovine jugular venous plasma during the oestrous cycle. Journal of Reproduction and Fertility **26**: 167-169.

Short R.E. e Bellows R. A. (1971): Relações entre ganhos de peso, idade na puberdade e desempenho reprodutivo em novilhas. Journal of Animal Science **32**: 127-131.

Short R.V. (1958). Progesterona no sangue: A determinação química da progesterona no sangue periférico. Journal of Endocrinology **16**: 415-425.

Silva E., Sterry R.A., Kolb D., Mathialagan N., McGrath M.F., Ballam J.M e Fricke P.M. (2007): Accuracy of a pregnancy-associated glycoprotein ELISA to determine pregnancy status of lactating dairy cows twenty-seven days after timed artificial insemination. Journal of Dairy Science **90**: 4612-4622.

Simersky R.J., Swaczynova M., Morris D.A., Franek M. e Stranad M. (2007): Desenvolvimento de um kit baseado em ELISA para a determinação na exploração de P4 no leite. Journal of Veterinary Medicine Czech **52**: 19-28.

Projeto de Pequenos Produtores de Leite SDP (2005). A incerteza do número de cabeças de gado no Quénia. Smallholder Dairy Research and Development Project Policy BriefNo .10. (http://www.smallholderdairy.org/collaborativereports.htm. Acedido em 9/6/2016).

Spencer T.E., Sandra O. e Wolf E. (2009): Genes envolvidos nas interações conceptus-endométrio em ruminantes: perspectivas do reducionismo e reflexões sobre abordagens holísticas. Journal of Reproduction **135**: 165-79.

Staal S.J., Pratt A.N. e Jabbar M. (2008): Dairy Development for the Resource Poor - Parte 1: A Comparison of Dairy Policies and Development in South Asia and East Africa. PPLPI. Documento de trabalho n.º 44 do Instituto Internacional de Investigação Pecuária.

Stabenfeldt G.H., Ewing L.L. e Mcdonald L.E. (1969): Níveis de progesterona no plasma periférico durante o ciclo estral dos bovinos. Journal of reproduction fertility **19**: 433-442.

Techno-serve (2008): Dairy value chain in Kenya (Cadeia de valor dos produtos lácteos no Quénia). Relatório Anual da Techno-serve. Washington: TNS Publishers.

Thorpe W., Muriuki H.G., Omore A., Owango M.O. e Staal S. (2000): Development of smallholder dairyying in Eastern Africa with particular reference to Kenya. Trabalho apresentado no simpósio anual da Sociedade de Produção Animal do Quénia. Nairobi, Quénia. (http://www.smallholderdairy.org/publications/conference/Thorpe. Quénia.pdf. Acedido em 10/3/2016).

Programa das Nações Unidas para o Meio Ambiente PNUMA (2014): Relatório de avaliação da economia verde: Quénia. (Disponível em http://www.unep.org/greeneconomy/portal/88/documents/Kenya assessment.pdf. Acedido em 12/2/2016).

Agência dos Estados Unidos para o Desenvolvimento Internacional USAID (2008): Kenya Dairy farming Setor competitiveness program: Milk shed Assessment and small business organization needs analysis. Relatório Land O Lakes/ Fibec (http://www.usaid.org/Kenya dairy. Acedido em 12/1/2016).

Van-Amerongen A. e Koets M. (2005): Métodos simples e rápidos de diagnóstico de proteínas e ADN bacterianos baseados na geração de sinal de partículas de carbono coloidal. In: Rapid methods for biological and chemical contaminants in food and feed 2nd edition. Wageningen Academic Publishers.

Van-Arendonk J.A.M. e Liinamo A. (2003): Dairy cattle production in Europe. Theriogenology **59**: 563-569.

Wakhungu J.W. (2001): Dairy cattle breeding policy for Kenyan smallholders: Uma avaliação baseada no modelo de produtividade do estado estacionário demográfico. Tese de Doutoramento em Filosofia. Universidade de Nairobi.

Waldmann A. e Raud A. (2016): Comparação do teste de progesterona do leite de fluxo lateral com o imunoensaio enzimático como auxílio para a determinação do estado reprodutivo em vacas. Registo Veterinário **10**: 1136-1150.

Walker W.L., Nebel R.L. e McGilliard M.L. (1996): Time of ovulation relative to mounting activity in dairy cattle. Journal of Dairy Science **79**: 1555-1561.

Wiltbank J.N. Kasson C. W. e Ingalls J. E. (1969): Puberdade em novilhas de raça cruzada e de raça pura em dois níveis de alimentação. Journal of Animal Science **29**: 602-605.

Xu Z.Z., Macknight D.J., Vishwanath R., Pitt C.J. e Burton L.J. (1998): Estrus detection using Radio telemetry or visual observation and tail painting for dairy cows on pasture. Journal of Dairy Science **81**: 2890-2896.

Yoshida C. e Nakao T. (2005): Algumas caraterísticas dos sinais de estro primário e secundário em vacas leiteiras de alta produção. Reprodução em animais domésticos. **40**: 150-155.

Zaytseva N.V., Montagna R.A., Lee E.M. e Baeumner A.J. (2004): Biossensor de membrana única multianalito para a deteção específica do serótipo do vírus da Dengue. Journal of Analytical and Bioanaytical Chemistry **380**: 46-53.

APÊNDICES

Apêndice i: Formulário de avaliação no terreno

Data da colheita de sangue: **Método de colheita de sangue:**   Jugular Coccígea

Informações gerais

Identificação do animal:

Data de nascimento:

Raça:

Dieta:

Suplementos:

Condição corporal

Peso corporal

Estado de hidratação

Informações sobre a reprodução

Quantos partos:

Datas dos partos:

O animal está a ser submetido a sincronização?   SimNão

Em caso afirmativo, quais foram as últimas 3 injecções e as datas?

                     DateInjection

                     Data do último aquecimento:

Sinais de calor observados

Data do último serviço de IA:

Gravidez confirmada: SimNão

Desafios reprodutivos jamais registados:

     Calor   silenciosoCistos não cíclicos

Avaliação no terreno

Data e hora:

	Linha de testeLinha de controlo	
Tira 1 pontuação		
Tira 2 pontuação		
Pontuação da tira 3		

Avaliação em laboratório			**Resultados ELISA**
Data e hora:			Data e hora:
	Linha de testeLinha de controlo		Valor 1
Tira 1 pontuação			Valor 2
Tira 2 pontuação			Valor 3
Pontuação da tira 3			

Apêndice ii: Guia de leitura LFIA

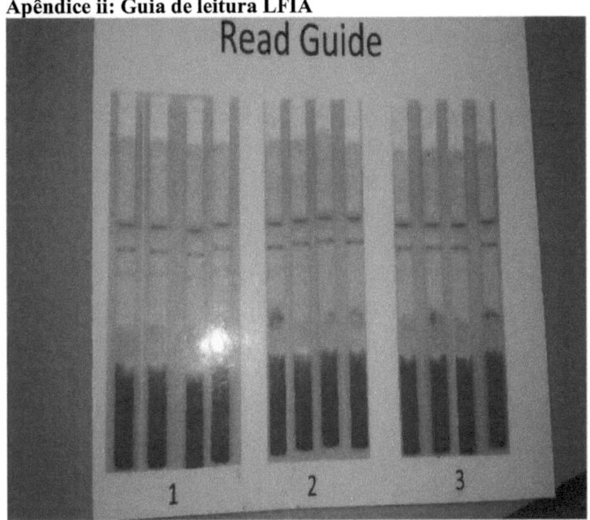

Apêndice iii: Questionário CAP para os profissionais de saúde animal
A resposta a este questionário demorará cerca de 15 minutos. Asseguramos que todas as informações fornecidas serão anónimas e que nenhuma informação pessoal recolhida aparecerá em quaisquer documentos ou relatórios baseados neste inquérito.

Parte 1 - Definição de perfis
1. Qual é a profissão do entrevistado?

    Técnico de inseminação artificial ☐

    Assistente de saúde animal ☐

    Médico veterinário ☐

2. Idade em anos: 18-30 ☐ 31-40 ☐ 41-50 ☐ acima de 50 ☐

3. Qual é o género do participante? Masculino ☐ Feminino ☐

4. Qual é o seu nível de educação mais elevado?

    Nível de certificado ☐
    Nível de diploma ☐
    Nível de licenciatura ☐
    Pós-graduação ☐
    Outros   ....

5. Há quanto tempo é profissional de saúde animal?

    Menos de 1 ano ☐
    1-5 anos ☐
    6-10 anos ☐
    Mais de 10 anos ☐

6. É um profissional de saúde animal a tempo inteiro ou a tempo parcial? A tempo parcial ☐

    A tempo inteiro ☐

Part 2: Conhecimento

1. Quais os métodos de reprodução que <u>conhece</u>? Touro IA ☐
Transferência de embriões ☐

2. Que factores afectam a taxa de sucesso da IA?

    Estado reprodutivo da vaca ☐

Manuseamento do sémen   ☐

Calendário da IA   ☐

Outros ....

3. Classifique as 5 chaves seguintes para uma gestão reprodutiva bem sucedida de acordo com a sua importância.

Chave 1 : Inseminar as vacas rapidamente após o fim do período de espera voluntário ☐

Chave 2: Inseminar as vacas ☐ no momento correto em relação ao cio ou ovulação ....

Chave 3: Melhorar a eficiência da IA ..... ☐

    Chave 4: Identificar vacas não prenhes logo após uma inseminação .... ☐

    Chave 5: Reinseminar agressivamente as vacas não prenhes.............. ☐

4. Que métodos de deteção de calor nas vacas conhece?

Observando os sinais de calor ☐

Utilização de auxiliares de deteção de calor   ☐

Utilização dos níveis hormonais ☐

5. Tem conhecimento dos kits P4 utilizados para a deteção de calor?

Sim ☐

Não ☐

6. Qual é o momento ideal para servir uma vaca após a deteção de cio? Imediatamente ☐

Após 6 horas   ☐

Utilizar a regra 6h - 18h ☐

7. A que horas se deve verificar se as vacas têm cio?

De manhã ☐

À tarde ☐

À noite ☐

8. Quantas vezes por dia <u>deve uma</u> vaca ser examinada para detetar o cio?

Uma vez ☐

Duas vezes ☐

Três vezes ☐

9. Durante quanto tempo é que um animal deve ser controlado para detetar o cio?

1 dia ☐

2 dias ☐

3 dias ☐

10. Como é que um inseminador deve determinar se uma vaca está pronta para ser servida?

Observando a secreção de muco claro da vulva da vaca ☐

Quando uma vaca se prepara para ser montada ☐

Através da palpação de um folículo graafiano no ovário ☐

11. Quantas vezes deve <u>um inseminador</u> servir uma vaca? Uma vez ☐

Duas vezes ☐

Três vezes ☐

12. Quanto tempo depois do parto é que as vacas devem ser servidas?

Imediatamente ☐

Após 45 dias ☐

Após 60 dias ☐

Após 90 dias ☐

13. Que factores afectam a taxa de sucesso da Inseminação Artificial Manuseamento do sémen ☐

Calendário da inseminação artificial em relação ao período de ovulação ☐ Outros ....

14. Quanto tempo depois da <u>inseminação</u> é possível saber o estado de gravidez de um animal? Após um mês   ☐

Após 2 meses ☐
Após 3 meses ☐
Após 4 meses ☐

15. Quais são os métodos de confirmação da gravidez que conhece?

Sem retorno ao cio ☐

Palpação rectal ☐

Utilização de kits P4 ☐

Ultrassom ☐

16. Tem conhecimento dos kits P4 utilizados para detetar a gravidez?

Sim ☐

Não ☐

17. Tem conhecimento da utilização dos níveis de P4 no sangue para detetar perturbações da fertilidade em vacas leiteiras? Sim I I Não ☐

18. Tem conhecimento de profissionais de saúde animal que estejam a utilizar o kit P4 na deteção da gravidez?

Sim ☐

Não ☐

Dar ☐

motivo(s)..

19. Conhece algum método que possa ser utilizado para melhorar o desempenho reprodutivo?

Sim ☐

Não ☐

Em caso afirmativo, ☐ quais...

Part 3: Atitude

1. Considera que a utilização de kits P4 (dispositivos de tratamento no local) irá melhorar o desempenho reprodutivo das vacas leiteiras?

Sim ☐

Não ☐

Justificar...

2. Utilizaria kits P4 para melhorar o desempenho reprodutivo das vacas leiteiras?

Sim ☐

Não ☐

Dar ☐

razão...

3. Outros profissionais de saúde animal utilizariam os kits P4 no maneio reprodutivo de vacas leiteiras?

Sim ☐

Não ☐

Dar ☐

razão...

4. Utilizaria um <u>kit </u>P4 (dispositivo de ponto de assistência) para detetar o cio das vacas na exploração? Sim

II

Não ☐

5. Quando é que gostaria de saber o resultado de uma inseminação?

Após 21 dias ☐

Após um mês ☐

Após dois meses ☐

Após três meses ☐

6. Considera importante conhecer precocemente o estado de gravidez de uma vaca inseminada? Sim   <u>SIM</u>

Não ☐

Justificar...

7. Considera que <u>os kits </u>P4 serão importantes para detetar precocemente o resultado de uma inseminação?

Sim⬜

Não⬜

Justificar...

8. Utilizaria um kit P4 na deteção do estado de gestação de uma vaca inseminada?

    Sim⬜

    Não⬜ Justifique...

Part 4:   Práticas

1. Prestam serviços de inseminação artificial aos vossos clientes?

    Sim⬜ Não ⬜

  2. Como é que se confirma que uma vaca está no cio?

      Utilização de sinais de calor ⬜

      Auxiliares de deteção de calor⬜

      Kits P4⬜

      Se houver sinais de calor, qual deles ....

3. Durante quanto tempo serve as vacas depois de detetar o calor (em horas?)

      Imediatamente após⬜ 4 horas. Depois de⬜ 12 horas

      Após mais de 12 horas -----------⬜

4. Alguma vez <u>serviu uma</u> vaca quando ela não estava pronta para ser servida Sim⬜ Não⬜

      Dar⬜

razão...

5. Após quanto tempo se detecta a gravidez após a inseminação?

      1 mês⬜

        2 meses⬜

        3 meses⬜

        4 meses⬜

6. Que método utiliza para detetar a gravidez?

      Palpação rectal⬜

      Não retorno ao cio⬜

      Utilização de kits P4⬜

Apêndice iv: Questionário CAP para os produtores de leite

Conhecimentos, atitudes e práticas dos produtores de leite sobre a utilização de progesterona na gestão reprodutiva de vacas leiteiras no Quénia

A resposta a este questionário demorará cerca de 15 minutos. Asseguramos que todas as informações fornecidas serão anónimas e que nenhuma informação pessoal recolhida aparecerá em quaisquer documentos ou relatórios baseados neste inquérito.

Part 1   - Definição de perfis

1.   Nome do participante⬜

  2.   Categoria de idade: Menos de 18 anos⬜ 19-30⬜ 31-40⬜

41-50 ⬜ Acima de 50⬜

  3.   Qual é o género do participante?

  4.   Masculino⬜

      Feminino⬜

  5.   Qual é o nível de instrução mais elevado do participante?

      Sem escola⬜

      Nível primário ⬜

      Nível secundário ⬜

      Nível de diploma⬜

      Nível de licenciatura Pós-graduação Outro ⬜

6.   Há quanto tempo cria vacas leiteiras?

      Menos de 1 ano⬜

      1-3 anos⬜

4-7 anos ☐

Mais de 7 anos ☐

Part 2   Empresa agrícola

1. Quantos animais tens?

Vacas ☐

Touros ☐

Vitelos ☐

2. Esta empresa é a tempo inteiro ou a tempo parcial? A tempo parcial ☐

A tempo inteiro ☐

3. A atividade leiteira é a principal fonte de subsistência da família?

Sim ☐

Não ☐

4. Quem cuida das vacas <u>leiteiras</u>?

Marido ☐

Mulher ☐

Trabalhadores ☐

Outros membros da família..

6. Quais são os desafios da produção <u>leiteira</u>?

Alimentação ☐

Comercialização do leite ☐

<u>Ineficiência</u> reprodutiva ☐

Doenças dos animais ☐

Outros ....

7. Como é que ultrapassa estes desafios? .... ☐

8. Fazem abate de vacas na vossa exploração?

Sim ☐

No ☐

9. Quais são as razões para o abate das vacas?

Part 3:   Conhecimento

1. Sabe <u>o que</u> é a eficiência reprodutiva?

Sim ☐

Não ☐

2. Que métodos de medição da eficiência reprodutiva conhece?

3. Que métodos de <u>reprodução conhece</u>?

IA ☐

Touro ☐

4. Que métodos de deteção de calor na vaca conhece?

Observando os sinais de calor --------------- ☐

Utilização de auxiliares de deteção de calor ☐

Utilização de kits P4 ☐

5. Durante quanto tempo deve uma vaca ser coberta após a deteção de cio? Imediatamente

Após 6 horas ☐

Utilizar a regra das 6h às 18h ☐

6. Como é que se determina quando uma vaca está pronta para ser servida?

7. Tem conhecimento dos kits P4 utilizados para a deteção de calor?

Sim ☐

Não ☐

8. Após quanto tempo após a inseminação é possível saber o estado de gravidez de um animal após o

Imonth ☐

Após 2   meses ☐

Após 3   meses ☐
Após 4   meses ☐

9. Quais são os métodos de confirmação da gravidez que conhece?

Sem retorno ao cio ☐
Palpação rectal ☐
Utilização de kits P4 ☐

10. Conhece os kits P4 utilizados para detetar a gravidez?

Sim ☐
No ☐

Part 4:   Atitude

1. Pensa que os kits P4 ajudarão a melhorar a eficiência reprodutiva nas explorações leiteiras?

Sim ☐
Não ☐

Justificar .... ☐

2. Utilizaria kits P4 para melhorar o desempenho reprodutivo das vacas leiteiras?

Em caso afirmativo, como .... ☐

3. Outros produtores de leite utilizariam os kits P4 no maneio reprodutivo das vacas leiteiras?

Sim ☐
No ☐

Justificar...

4. Após quanto tempo gostaria de saber o resultado de uma inseminação?

1 mês ☐ 2 meses ☐
3 meses ☐

5. Utilizaria um kit P4 para detetar o cio das vacas na exploração? Sim ☐
Não ☐

6. Utilizaria um kit P4 para a deteção precoce do estado de gestação antes do início do próximo ciclo estral da vaca?

Sim ☐ Não ☐

Part 5:   Práticas

1. Recorre a serviços veterinários? Sim ☐
Não ☐

2. A que categoria de prestadores de serviços de saúde animal recorre?

Cirurgião veterinário ☐

Assistente de saúde animal ☐

3. Quão acessíveis são os serviços veterinários? ☐

4. Os serviços veterinários são benéficos?

Sim ☐

Não ☐

5. Como é que mede a eficiência reprodutiva na sua exploração?

6. Abate as vacas com fraco desempenho reprodutivo? Sim ☐
Não ☐

Justificar...

7. Qual é o método de reprodução utilizado? Inseminação artificial | Utilização de um touro

8. Quem lhe presta serviços de inseminação artificial? Técnico de IA ☐

AHS ☐

Veterinário. Cirurgião ☐

9. Que método utiliza para detetar o cio/calor nas suas vacas?

Sinais de calor != Auxiliares de deteção de calor Kits P4

10. Durante quanto tempo são os seus animais servidos após a deteção do cio (em horas)

Imediatamente ☐

Após 4 horas. ☐

Após 12 horas ☐

Após mais de 12 horas ☐

11. Quem serve as vossas vacas?   ------

Técnico de inseminação artificial != Assistente de saúde animal

Cirurgião veterinário ☐

12. Qual é o método utilizado para detetar a gravidez? Palpação rectal   ☐

Não retorno ao cio ☐

Utilização de kits P4 ☐

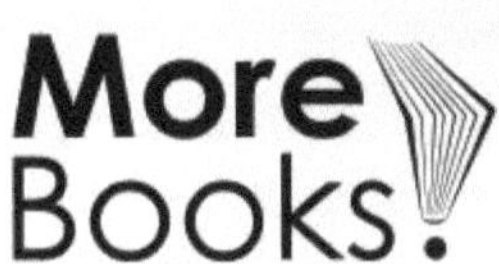

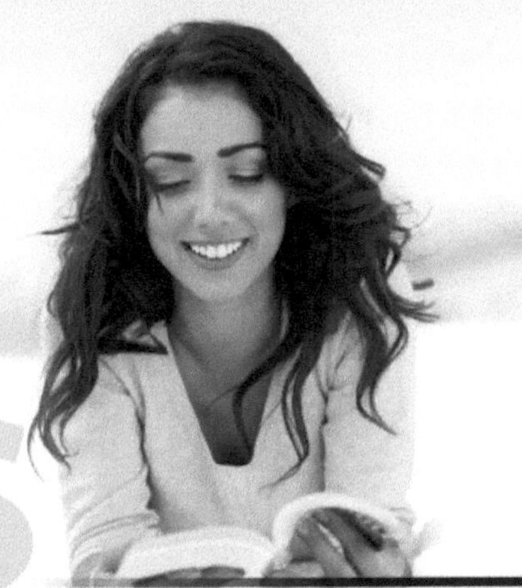

Buy your books fast and straightforward online - at one of world's fastest growing online book stores! Environmentally sound due to Print-on-Demand technologies.

Buy your books online at
www.morebooks.shop

Compre os seus livros mais rápido e diretamente na internet, em uma das livrarias on-line com o maior crescimento no mundo! Produção que protege o meio ambiente através das tecnologias de impressão sob demanda.

Compre os seus livros on-line em
www.morebooks.shop

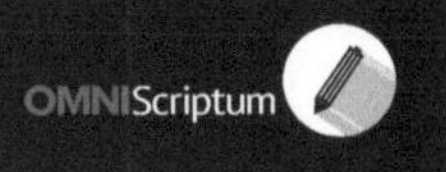

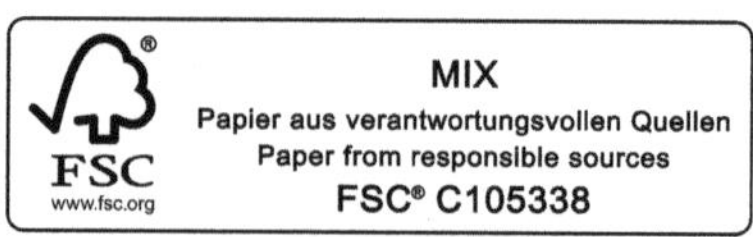
FSC
www.fsc.org
MIX
Papier aus verantwortungsvollen Quellen
Paper from responsible sources
FSC® C105338